人工智能在肿瘤计算上的应用

章 乐 著

科学出版社

北 京

内 容 简 介

本书以作者多年来从事的计算生物学项目为具体范例，具体介绍人工智能在计算生物学中的具体实践。本书的第一部分以基因、生存分析和生物热传导计算为例讨论人工智能在计算生物学的实践。本书的第二部分分别使用图形卡和 Hadoop 计算的范例来介绍如何使用单指令多数据和多指令多数据并行编程模型，改进现有串行计算模式下的计算生物模型，以此为例讨论人工智能在体系结构学科上的应用。本书的第三部分分别描述如何使用语义数据库集成管理 D-NetWeaver 软件以及如何建立 LAUPs 序列在线大数据分析 Web Services 平台，以此为例讨论人工智能在计算生物学数据库服务上的应用。

本书适用于从事计算生物学研究的科研工作者，也可作为高校相关专业师生的参考用书。

图书在版编目(CIP)数据

人工智能在肿瘤计算上的应用 / 章乐著. — 北京：科学出版社，2020.11
ISBN 978-7-03-061799-6

Ⅰ.①人… Ⅱ.①章… Ⅲ.①人工智能-应用-肿瘤学-研究 Ⅳ.①R73-39

中国版本图书馆 CIP 数据核字 (2019) 第 132212 号

责任编辑：张　展　黄明冀 / 责任校对：彭　映
责任印制：罗　科 / 封面设计：墨创文化

科 学 出 版 社 出版

北京东黄城根北街16号
邮政编码：100717
http://www.sciencep.com

成都锦瑞印刷有限责任公司 印刷

科学出版社发行　各地新华书店经销
*

2020 年 11 月第　一　版　开本：B5 (720×1000)
2020 年 11 月第一次印刷　印张：10 1/4
字数：207 000

定价：89.00 元
(如有印装质量问题，我社负责调换)

编 委 会

前　　言

　　人工智能在计算生物学中的应用是指开发和应用数据分析及理论的方法、数学建模和计算机仿真技术，并用于生物学研究；其主要运用大规模高效的理论模型和数值计算来识别基因组序列中代表蛋白质的编码区，破译隐藏在核酸序列中的遗传语言规律。相对于生物信息学，采用人工智能方法的层次更高。虽然两者之间界限模糊，但生物信息学侧重于生物数据的提取和挖掘，而后者侧重于利用计算机技术对生物数据进行处理和运用。该方法的最终目的不只局限于测序，而是运用计算机的思维解决生物问题，用计算机的语言和数学的逻辑描述、构建并模拟出生物世界。

　　各种人工智能方法已开始广泛应用于药物研究等领域，也可用于研发创新的、具有自主知识产权的疾病靶标和信息学分析系统等。同时，运用人工智能，科学家有望直接破译在核酸序列中的遗传语言规律，模拟生命体内的信息流过程，从而认识代谢、发育、进化等一系列规律，最终为人类造福。传统计算生物学的研究内容主要包括以下几个方面：生物序列的片段拼接、序列对接、基因识别、种族树的构建、蛋白质结构预测以及生物数据库等。随着科学技术的发展，计算生物学的应用也越来越广泛，如对生物等效性的研究、皮肤的电阻计算、骨关节炎的治疗、哺乳动物的睡眠分析等。

　　相比以往的生物信息学和计算生物学书籍，本书以计算机科学技术的三个二级学科为纲要，以作者多年来从事的计算生物学项目为具体范例，具体介绍人工智能在计算生物学上的实践。本书的第一部分以基因、生存分析和生物热传导计算为例讨论人工智能在计算生物学上的实践。本书的第二部分，分别使用图形卡和 Hadoop 计算的范例来介绍如何使用单指令多数据和多指令多数据并行编程模型，改进现有串行计算模式下的计算生物模型，以此为例讨论人工智能在计算生物学上的实践在体系结构学科上的应用。本书的第三部分分别描述如何使用语义数据库集成管理 D-NetWeaver 软件以及如何建立 LAUPs 序列在线大数据分析 Web Services 平台，以此为例讨论人工智能在软件理论应用上的实践。

　　　　　　　　　　　　　　　　　　　　　　　　　　　　作者
　　　　　　　　　　　　　　　　　　　　　　　　　　2019 年 3 月

目　　录

第二篇　人工智能在计算生物学计算加速上的应用

第三篇 人工智能在计算生物学数据库服务上的应用

第 一 篇

人工智能在计算生物学上的实践

第1章　计算生物学方法模拟生物热传导过程

1.1　微分方程模拟激光治疗皮肤癌

本节以微分方程模拟激光治疗皮肤癌为例,介绍如何使用计算生物学方法模拟生物热传导的过程。

研究高温联合放疗和细胞毒性药物以增强肿瘤的杀伤效果是很有意义的[1-5]。最新研究已经证明,传统的热疗(目标温度为 42～46℃)与放射治疗相结合在肝癌转移的治疗中具有良好的效果[2, 6, 7]。然而在加热过程中,需要将肿瘤周围正常组织温度保持在产生危害的温度以下,因此要求获得整个治疗区域的温度场。在此基础上,临床人员可以通过控制加热源升高治疗目标温度,减少患者的正常组织损伤。考虑到患者的疼痛耐受性,只能放入有限的侵入式温度探头,因此在临床热疗期间从整个治疗区域获得准确的温度场并不容易。

在热疗过程中,决定温度分布的是热源的功率沉积模式。因此,通常使用数值模拟方法来计算人体的生物热传导方程(bio-heat transfer equation,BHTE),大多数用于热疗的模型都涉及 Pennes 的生物热传导方程。BHTE 模型中假定血管和组织之间的热传递主要发生在血流速度低的毛细血管处[8]。毛细血管床中的血液会迅速与周围组织达到热平衡,并在此处组织温度下开始静脉循环。因此,血流量的贡献可以被模拟为散热器,其大小与动脉供应温度和局部组织温度之间的差异成比例。

科学家根据这个模型提出了许多数值模拟方法。例如,Clegg 和 Roemer[9]通过在正常犬科动物大腿上进行热疗,以检验参数估计方法准确预测完整三维温度分布。Martin 和 Bowman[10]在圆柱坐标系下使用 Pennes 公式得到了精确的稳态和瞬态的激光照射与灌注组织的温度分布。因为基于 Pennes 生物热传导方程的温度和血液灌注之间通常是耗费计算时间的非线性关系,所以 Liauh 和 Roemer[11]提出了一种半线性的参数估计方法,可以减少重建完整热疗温度场所需的计算时间。另外,Huang C H 和 Huang C Y[12]考虑了在血管存在下灌注组织内的热量传递,并采用 Pennes BHTE 和集总容量方法,分别对灌注后的组织和容器内的对流进行定量分析,从而得到考虑了血管散热情况的 Pennes BHTE 解析解。Majchrzak 和 Mochnacki[13]考虑了在血管存在下灌注组织内的热传导过程。他们通过 Pennes 生物热传导方程确定了组织子域内的稳态温度场,并采用常微分方程描述血管温度的变化。

本章在 Dai 等[14]提出的域分解方法基础之上，提出一种用于优化三维三层圆柱形皮肤结构激光照射功率的数值模拟方法。本章使用最小二乘法确定激光强度，使计算温度在皮肤表面的中心和周边接近预定温度。由于激光治疗模式是预先指定的，所以本章提出一种考虑了激光强度和激光治疗模式的数值模拟方法。

1.2 模拟激光治疗的数学模型

图 1.1 表示一个由表皮层、真皮层和皮下层组成的三维皮肤结构，其表面用强度为 Q 的激光照射。式(1.1)表示用圆柱坐标系描述的热传导 Pennes 方程[19]。

$$\rho_l C_l \frac{\partial T_l}{\partial t} = k_l \left[\frac{1}{r} \frac{\partial}{\partial r} \left(r \frac{\partial T_l}{\partial r} \right) + \frac{1}{r^2} \frac{\partial^2 T_l}{\partial \varphi^2} + \frac{\partial^2 T_l}{\partial z^2} \right] + W_b^l C_b^l (T_b - T_l) + Q_m^l + Q_r^l, \quad l = 1, 2, 3 \ (1.1)$$

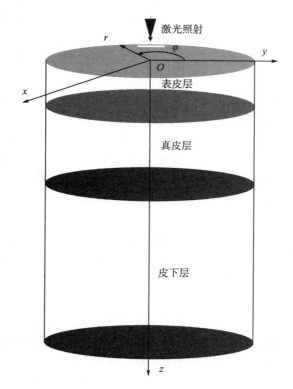

图 1.1 用激光照射皮肤组织的结构

式中，T_l 是组织温度；T_b 是动脉温度；ρ_l、C_l 和 k_l 分别表示组织的密度、比热容和导热性；C_b^l 是血液的比热容，W_b^l 是血液灌注率；Q_m^l 和 Q_r^l 是由加热而产生的热量。为了分析加热升温，假定 T_l^m 是基于等式(1.2)获得的稳态温度。

$$T_l^m = k_l \left[\frac{1}{r} \frac{\partial}{\partial r} \left(r \frac{\partial T_l^m}{\partial r} \right) + \frac{1}{r^2} \frac{\partial^2 T_l^m}{\partial \varphi^2} + \frac{\partial^2 T_l^m}{\partial z^2} \right] + W_b^l C_b^l (T_b - T_l^m) + Q_m^l , \quad l = 1, 2, 3 \quad (1.2)$$

设 $\theta_t = T_l - T_l^m$，代表加热导致的温度升高。假设 T_b 不变，则 θ_t 满足

$$\rho_l C_l \frac{\partial \theta_l}{\partial t} + W_b^l C_b^l \theta_l - k_l \left[\frac{1}{r} \frac{\partial}{\partial r} \left(r \frac{\partial \theta_l}{\partial r} \right) + \frac{1}{r^2} \frac{\partial^2 \theta_l}{\partial \varphi^2} + \frac{\partial^2 \theta_l}{\partial z^2} \right] = Q_r^l , \quad l = 1, 2, 3 \quad (1.3)$$

假设激光功率是连续且空间正态分布的，则以如下公式表示热源 Q_r^l [15]。

$$Q_1 = \alpha_1 e^{-\alpha_1 z} \frac{1}{\sqrt{2\pi\sigma^2}} e^{-\frac{[r\cos\varphi - x_0(t)]^2 + [r\sin\varphi - y_0(t)]^2}{2\sigma^2}} P_0 (1 - \text{Reff}_1) \quad (1.4a)$$

$$Q_2 = \alpha_2 e^{-\alpha_1 L_1 - \alpha_2 z} \frac{1}{\sqrt{2\pi\sigma^2}} e^{-\frac{[r\cos\varphi - x_0(t)]^2 + [r\sin\varphi - y_0(t)]^2}{2\sigma^2}} P_0 (1 - \text{Reff}_2) \quad (1.4b)$$

$$Q_3 = \alpha_3 e^{-\alpha_1 L_1 - \alpha_2 z - \alpha_3 z} \frac{1}{\sqrt{2\pi\sigma^2}} e^{-\frac{[r\cos\varphi - x_0(t)]^2 + [r\sin\varphi - y_0(t)]^2}{2\sigma^2}} P_0 (1 - \text{Reff}_3) \quad (1.4c)$$

式中，α_1、α_2、α_3 分别是三层皮肤组织(表皮层、真皮层、皮下层)的激光吸收率；Reff_1、Reff_2、Reff_3 分别是三层皮肤组织的激光反射率；σ 是正态分布的激光束宽度的标准偏差；L_1，L_2，L_3 分别是三层皮肤组织的深度。这里，$(x_0(t), y_0(t))$ 是激光聚焦的位置。

由于肿瘤的深度有限[16]，假设热通量在深度方向和皮肤表面趋于零，以简化稳定性分析。层界和边界条件如下：

$$\frac{\partial \theta_1}{\partial z} = 0 , \quad z = 0 \quad (1.5)$$

$$\theta_1 = \theta_2 , \quad k_1 \frac{\partial \theta_1}{\partial z} = k_2 \frac{\partial \theta_2}{\partial z} , \quad z = L_1 \quad (1.6)$$

$$\theta_2 = \theta_3 , \quad k_2 \frac{\partial \theta_2}{\partial z} = k_3 \frac{\partial \theta_3}{\partial z} , \quad z = L_1 + L_2 \quad (1.7)$$

$$\frac{\partial \theta_3}{\partial z} = 0 , \quad z = L_1 + L_2 + L_3 \quad (1.8)$$

$$\frac{\partial \theta_l}{\partial r} = 0 , \quad r = R \quad (1.9)$$

$$\theta_l(r, \varphi, z) = \theta_l(r, \varphi + 2m\pi, z) \quad (1.10)$$

初始条件是

$$\theta_l = 0 , \quad t = 0 , \quad l = 1, 2, 3 \quad (1.11)$$

1.3　模拟激光治疗的数值方法

为了获得数值温度场，首先以 $(u_l)^n_{ijk}$ 作为 $(\theta_l)(i\Delta r, j\Delta\varphi, k\Delta z, n\Delta t)$ 的数值近似，其中，Δr、$\Delta\varphi$、Δz 和 Δt 分别是空间和时间的网格大小；i、j、k 分别设置为 $0 \leqslant i \leqslant N_r$、$0 \leqslant j \leqslant N_\varphi$、$0 \leqslant k \leqslant N_l$，所以 $N_r\Delta r = R$、$N_\varphi\Delta\varphi = 2\pi$ 和 $N_l^z\Delta z = L_i$，$l = 1,2,3$。求解三层皮肤结构的有限差分方法由式(1.3)～式(1.11)表示。

$$\rho_l C_l \frac{(u_l)^{n+1}_{ijk} - (u_l)^n_{ijk}}{\Delta t} + W_b^l C_b^l \left[\frac{(u_l)^{n+1}_{ijk} + (u_l)^n_{ijk}}{2} - (u_b)_k \right]$$

$$= k_l \left(P_r^2 + \delta_\varphi^2 + \delta_z^2 \right) \frac{(u_l)^{n+1}_{ijk} + (u_l)^n_{ijk}}{2} + \left(Q_r^l \right)^{n+\frac{1}{2}}_{ijk}, \qquad l = 1,2,3 \tag{1.12}$$

式中，

$$P_r^2 u_{ijk} = \frac{r_{(i+1)/2} \left(u_{(i+1)jk} - u_{ijk} \right) - r_{(i-1)/2} \left(u_{ijk} - u_{(i-1)jk} \right)}{r_i \Delta r^2}$$

$$\delta_\varphi^2 u_{ijk} = \frac{u_{i(j+1)k} - 2u_{ijk} + u_{i(j-1)k}}{r_i^2 \Delta \varphi^2}$$

$$\delta_z^2 u_{ijk} = \frac{u_{ij(k+1)} - 2u_{ijk} + u_{ij(k-1)}}{\Delta z^2}$$

$$r_{i+\frac{1}{2}} = \left(i + \frac{1}{2} \right) \Delta r$$

对于任何次幂，离散界面方程被假定为

$$k_1 \frac{(u_1)^n_{ijN_1^2} - (u_1)^n_{ijN_1^2-1}}{\Delta z} = k_2 \frac{(u_2)^n_{ij1} - (u_2)^n_{ij0}}{\Delta z}, \quad (u_1)^n_{ijN_1^2} = (u_2)^n_{ij0} \tag{1.13}$$

当网格点 (i,j) 在组织中时有，

$$k_2 \frac{(u_2)^n_{ijN_2^2} - (u_2)^n_{ij(N_2^2-1)}}{\Delta z} = k_3 \frac{(u_3)^n_{ij1} - (u_3)^n_{ij0}}{\Delta z}, \quad (u_2)^n_{ijN_2^2} = (u_3)^n_{ij0} \tag{1.14}$$

初始和其他边界条件被离散化如下：

$$(u_l)^0_{ijk} = 0 \tag{1.15}$$

$$(u_l)^n_{ijk} = (u_l)^n_{ij1}, \quad (u_3)^n_{ijN_3^z} = (u_3)^n_{ij(N_3^z-1)} \tag{1.16}$$

$$(u_l)^n_{N_r jk} = (u_l)^n_{N_{r-1}jk}, \quad (u_l)^n_{ijk} = (u_l)^n_{i(j+m)kN_\varphi\Delta\varphi k} \tag{1.17}$$

由于激光强度 P_0 是未知的，通过预先在中心和皮肤表面指定的位置处获得的温度和使用最小二乘法来确定激光强度 P_0。需要指出，已有文献证明式(1.12)～

式(1.17)相对于 P_0 是稳定的。

为了优化激光强度 P_0，预先指定容易测量的皮肤中心和边缘温度。同时，该区域周边的温度需要被控制在一定范围内以防止损害正常组织。通过猜测初始激光强度 P_0 和使用式(1.12)~式(1.17)计算出预先指定三维皮肤结构中的温度场。一旦计算出给定位置 $(i=0,1,\cdots,M)$ 的温度 u_{cal}^i，就可以采用如下最小二乘法来优化预定温度 θ_{pre} 和计算温度 u_{cal}^i 之间的差异。

$$S(P_0) = \sum_{i=0}^{M} \left(\theta_{pre}^i - u_{cal}^i \right)^2 , \quad i = 0,1,\cdots,M \tag{1.18}$$

对式(1.18)最小化 $S(P_0)$，可以得到

$$\frac{d}{dP_0} S(P_0) = -2 \sum_{i=0}^{M} \left[\frac{d(u_{cal}^i)}{dP_0} \right] \left(\theta_{pre}^i - u_{cal}^i \right) = 0 , \quad i = 0,1,\cdots,M \tag{1.19}$$

因此，一个新的 P_0 能够被迭代计算[17]得到

$$P_0^{(m+1)} = P_0^{(m)} + \left(\boldsymbol{X}^T \boldsymbol{X} + \alpha^* \boldsymbol{I} \right)^{-1} \boldsymbol{X}^T \left(\boldsymbol{\theta}_{pre} - \boldsymbol{u}_{cal} \right) \tag{1.20}$$

式中，α^* 是一个收敛的松弛参数；$\boldsymbol{I}$ 是一个单位矩阵；$\boldsymbol{X}$ 是敏感系数矩阵，是一个 $1 \times (M+1)$ 向量。

$$\boldsymbol{X} = \left[\frac{\partial(u_{cal}^0)}{\partial P_0}, \frac{\partial(u_{cal}^1)}{\partial P_0}, \cdots, \frac{\partial(u_{cal}^M)}{\partial P_0} \right]^T \tag{1.21}$$

和

$$\boldsymbol{\theta}_{pre} = \begin{bmatrix} \theta_{pre}^0 \\ \theta_{pre}^1 \\ \vdots \\ \theta_{pre}^M \end{bmatrix} , \quad \boldsymbol{u}_{cal} = \begin{bmatrix} u_{cal}^0 \\ u_{cal}^1 \\ \vdots \\ u_{cal}^M \end{bmatrix} \tag{1.22}$$

因此，通过猜测初始激光强度 (P_0) 和增量 $(P_0 + \Delta P)$，求解方程式(1.12)~式(1.17)来获得温度分布 $\boldsymbol{u}_{cal}(P_0)$ 和 $\boldsymbol{u}_{cal}(P_0 + \Delta P)$。通过式(1.20)~式(1.22)确定一个新的激光强度 P_0。其中，$\frac{\partial(u_{cal})}{\partial P_0}$ 通过 $\frac{u_{cal}(P_0 + \Delta P) - u_{cal}(P_0)}{\Delta P}$ 评估并重复计算直至满足条件 $\frac{|S(P_0^{m+1}) - S(P_0^m)|}{S(P_0^{m+1})} < \grave{o}$。

用于获得三维三层圆柱形皮肤结构中最佳温度分布的计算流程如图1.2所示。

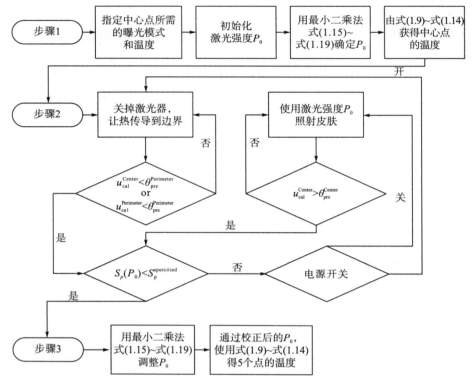

图 1.2　最佳温度分布计算流程

1.4　模拟激光治疗的计算实验

　　作者在三维皮肤结构中(图 1.1)测试了他们的方法,其中,参数值选自表 1.1,半径 R 为 0.5 cm,厚度(L_1、L_2、L_3)分别为 0.008cm、0.02cm 和 1.0cm。在 (r, φ, z) 坐标中用网格 31×20×1209 来参与计算。在计算前预先指定皮肤表面中心和在外围的四个相距 90° 位置($\varphi = 0$、$\pi/2$、π 和 $3\pi/2$)受热后的温度值。

表 1.1　参数值

参数	值	单位
C_1	3.6	J/(g·℃)
C_2	3.4	J/(g·℃)
C_3	3.06	J/(g·℃)
C_b^1	0.0	J/(g·℃)

续表

参数	值	单位
C_b^2	4.2	J/(g·℃)
C_b^3	4.2	J/(g·℃)
k_1	0.0026	W/(cm·℃)
k_2	0.0052	W/(cm·℃)
k_3	0.0021	W/(cm·℃)
$Reff_1$	0.1	
$Reff_2$	0.1	
$Reff_3$	0.1	
W_b^1	0	g/cm^3
W_b^2	0.0005	g/cm^3
W_b^3	0.0005	g/cm^3
α_1	1.8	cm^{-1}
α_2	1.8	cm^{-1}
α_3	1.8	cm^{-1}
ρ_1	1.2	g/cm^3
ρ_2	1.2	g/cm^3
ρ_3	1.0	g/cm^3

　　激光治疗模式设计如下：选择皮肤表面上的 21 个像素用于激光照射，包括中心像素和与中心像素相距 Δr 的 20 个网格点。在方法的步骤 1 中，激光器被设置为在中心像素处照射 10s，之后其被移动到 $\varphi = 0$ 处的网格点在 20 个像素上逆时针循环两次，并且激光在每个像素上聚焦 10s。为了实现这种激光曝光模式，在激光聚焦的每个像素处，式(1.4a)～式(1.4c)用于确定每个时间步骤（Δt）的热源或热量输入。在每个像素处的治疗时间步聚数等于 10。从步骤 2 开始，将激光移动到中心像素，并根据需要打开和关闭。

　　在以下三种案例中，我们认为温度分布是对称的。因此，步骤 1 中激光治疗模式的目的是快速加热组织，并保持温度分布尽可能轴对称。由于该加热方法具有三维特征，所以可应用于任何可能选择的预热协议。本书使用三个案例进行测试。

案例1：

如果中心和周边的温度分别预先指定为 80℃和 20℃，则通过计算得到 P_0 为 0.595951W。图 1.3 显示在 t=410s 时，沿 $\varphi=0$ 和 $\varphi=\pi$ 的皮肤表面直径温度分布曲线，$\varphi=0$ 和 $\varphi=\pi$ 横截面的温度升高曲线，以及沿皮肤表面中心深度（z 方向）的温度分布曲线。从图 1.3 中可以看出，中心温度接近 80℃，但周边温度低于所需温度。相对误差 $\left(\sum_{i=0}^{4}\dfrac{(\theta_{pre}^{i}-u_{cal}^{i})^{2}}{\theta_{pre}^{i\ 2}}\right)$=0.499572。图 1.3 的结果涉及图 1.2 中步骤 1 的计算。在下面的计算中，激光在 t=410s 和 t=514s 之间关闭，然后加热直到 t=640s，获得的优化功率 P_0=0.591449W。

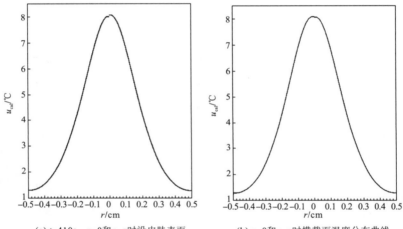

(a) t=410s、φ=0和φ=π时沿皮肤表面直径的温度分布曲线

(b) φ=0和φ=π时横截面温度分布曲线

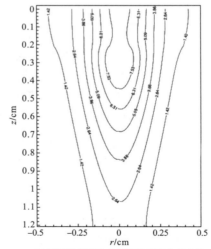

(c) 沿皮肤表面中心深度的温度分布曲线

图 1.3　t=410s 时的各方向温度分布曲线

图 1.4 显示在 $t = 640\text{s}$、$\varphi = 0$ 和 $\varphi = \pi$ 时沿皮肤表面直径的温度分布曲线，$\varphi = 0$ 和 $\varphi = \pi$ 时横截面的温度分布曲线，以及沿皮肤表面中心深度的温度分布曲线。可以看到，中心和周边的温度都接近预先设定温度。相对误差降低到 0.0514089。图 1.4 中的结果涉及图 1.2 中的步骤 2 和步骤 3。

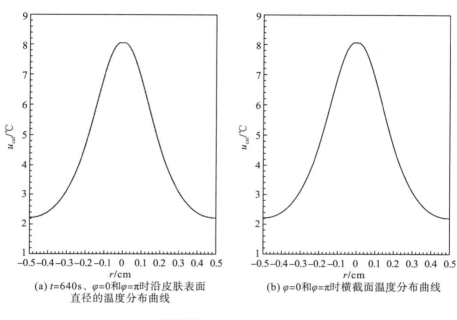

(a) $t = 640\text{s}$、$\varphi = 0$ 和 $\varphi = \pi$ 时沿皮肤表面直径的温度分布曲线

(b) $\varphi = 0$ 和 $\varphi = \pi$ 时横截面温度分布曲线

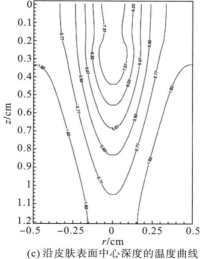

(c) 沿皮肤表面中心深度的温度曲线

图 1.4　$t = 640\text{s}$ 时各方向的温度曲线

案例2

中心和周边的预定温度分别为8℃和3℃，最初的 P_0 是0.595951W。在 $t=410s$ 时，温度分布与图1.3所示的相同，相对误差为1.29469。基于图1.2的计算方案，在 $t=410s$ 和 $t=718s$、$t=719s$ 和 $t=887s$、$t=888s$ 和 $t=958s$ 之间关闭激光器，最后在 $t=959s$ 和 $t=1033s$ 之间开启激光器，获得的优化功率 $P_0=0.590318W$，如图1.5所示。从图1.5中可以看出，中心和周边的温度都接近预定的温度。相对误差从1.29469降低到0.0027744。

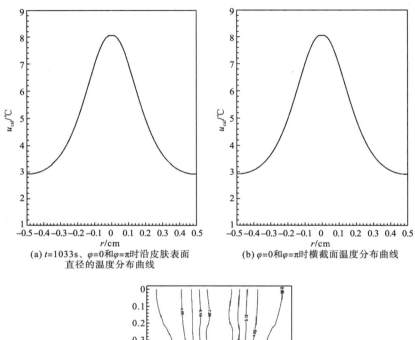

(a) $t=1033s$，$\varphi=0$ 和 $\varphi=\pi$ 时沿皮肤表面直径的温度分布曲线

(b) $\varphi=0$ 和 $\varphi=\pi$ 时横截面温度分布曲线

(c) 沿皮肤表面中心深度的温度曲线

图1.5　$t=1033s$ 时沿各方向的温度曲线

案例 3

分别预先设定中心和周边的升高温度分别为 8℃ 和 4℃。初始 P_0 为 0.595951W。在 t=410s 时，温度分布与图 1.3 所示的相同，相对误差为 1.83164。在这种情况下，在 t=410s 和 t=558s 之间、t=700s 和 t=917s 之间、t=1034s 和 t=1377s 之间，以及 t=1482s 和 t=1510s 之间关闭激光器。在 t=559s 至 t=699s、t=918s 至 t=1033s，以及 t=1378s 至 t=1481s 和 t=1511s 至 t=1544s 开启激光器，获得的优化功率 P_0 = 0.581614W。

图 1.6 显示在 t=1544s、φ=0 和 φ=π 时沿皮肤表面直径的温度分布曲线，φ=0 和 φ=π 时横截面的温度分布曲线，以及沿皮肤表面中心深度（z 方向）的温度分布曲线。计算温度和预先指定温度之间的一致性得到改善，相对误差从 1.83164 降低到 0.0277092。

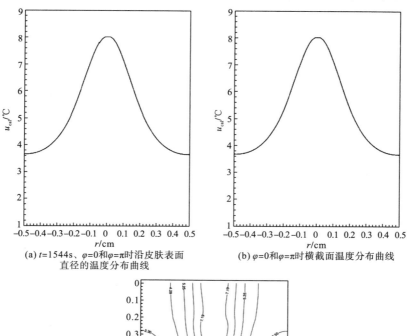

(a) t=1544s、φ=0和φ=π时沿皮肤表面
直径的温度分布曲线

(b) φ=0和φ=π时横截面温度分布曲线

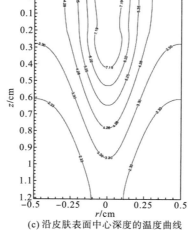

(c) 沿皮肤表面中心深度的温度曲线

图 1.6　t=1544s 时沿各方向的温度曲线

从上述三个案例可以看出，随着边缘处预先规定温度的增加，加热时间和激光打开或关闭的次数随之增加。

最后，为了证明本书方法独立于网格大小，在计算中使用额外的网格(r,φ,z)，即(r,φ,z)中的 20×20×1208、(r,φ,z)中的 30×20×1208、(r,φ,z)中的 40×20×1208 和(r,φ,z)中的 30×20×2416。图 1.7 显示针对案例 1 的条件，沿着各种网格（20×20×1208、30×20×1208、40×20×1208、30×20×2416）和 z 方向在 $t=410\mathrm{s}$、$\varphi=0$ 和 $\varphi=\pi$ 时获得的皮肤表面直径的四个温度分布曲线。从图 1.7 可以看出，这些解决方案之间没有显著差异，这意味着本书算法独立于网格大小。

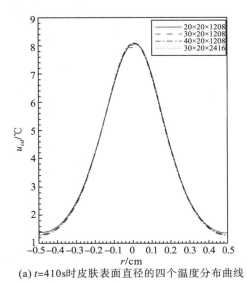

(a) $t=410\mathrm{s}$时皮肤表面直径的四个温度分布曲线

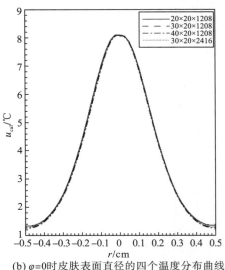

(b) $\varphi=0$时皮肤表面直径的四个温度分布曲线

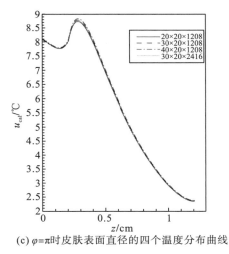

(c) $\varphi=\pi$时皮肤表面直径的四个温度分布曲线

图 1.7   针对案例 1 中的条件，皮肤表面直径的四个温度分布曲线

应该指出的是,沿着皮肤表面直径及 $\varphi = \dfrac{\pi}{2}$ 和 $\varphi = \dfrac{3\pi}{2}$ 横截面的温度分布曲线未被绘制，因为它们实际上与 $\varphi=0$ 和 $\varphi=\pi$ 横截面温度相同。

1.5　模拟激光治疗的结论

数值模拟方法可以通过预先指定皮肤表面中心和周边位置的温度，计算出加热强度，从而在三维三层圆柱形皮肤结构中获得最佳温度分布。该方法通过使用最小二乘法结合三维 Pennes 生物热传导方程，通过数值模拟方法来优化激光治疗方案的激光功率。数值结果证明，该方法适用性强，效率高，研究结果可用于如皮肤癌等相近类型的癌症治疗。

1.6　模拟激光治疗的进一步研究

接下来考虑三维三层圆柱形皮肤结构中包含血管，血流将会带走热量，从而对结构中的温度分布产生巨大影响[17]。为此，对原有模型作如下改进。

根据组织学知识，最大的皮肤动脉在皮下组织中紧密平行排列成真皮层，这个动脉网络称为皮肤网。它接收来自皮下组织中更深处大动脉分支的血液，血液分别从内支和外支通过皮肤网。为了简化计算，认为目标区域是一个嵌入血管的圆柱形结构，从底部到顶部穿过皮下层，如图 1.8 所示。因为真皮层中只有毛细血管，而这些血管对传热的贡献可以忽略[18]，所以图 1.8 只显示皮下血管。基于以往研究结果 [20]，本书仅考虑单个血管的主要目的是通过预测血液的平均轴向变化温度，获取穿过灌注和加热的组织血管周围区域的温度。

在假定血管横截面的血液温度均匀的基础上，进一步认为由于所考虑的血管长度（$L = 1\text{cm}$）相对较短并且血流速度相对较高（$v = 0.08\text{m}/\text{s}$），所以可以达到血管中的稳态能量平衡。能量平衡的约束将产生下面的常微分方程[19]：

$$C_{\text{B}}vF\frac{\mathrm{d}(\theta_b)}{\mathrm{d}z} - \alpha P(\theta_w - \theta_b) = 0 \tag{1.23}$$

式中，C_B 是血液的热容量；v 是血液的速度；F 是血管横截面积；α、P 分别是血液和组织以及血管之间的传热系数；θ_w 是血管周边升高的温度；θ_b 是由加热引起的高于环境温度的血液温度升高。

本书修改 Pennes 生物热传导方程，并用下列圆柱坐标[13,17]表示：

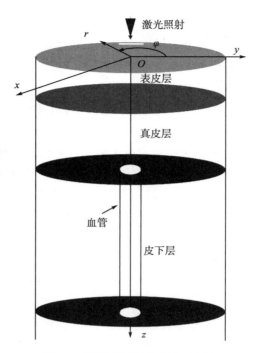

图 1.8   用激光照射真皮层示意图

$$p_l C_l \frac{\partial \theta_l}{\partial t} + W_b^l C_b^l (\theta_l - \theta_b) - k_l \left[\frac{1}{r} \frac{\partial}{\partial r} \left(r \frac{\partial \theta_l}{\partial r} \right) + \frac{1}{r^2} \frac{\partial^2 \theta_l}{\partial \varphi^2} + \frac{\partial^2 \theta_l}{\partial z^2} \right] - Q_r^l, \quad l=1,2,3 \quad (1.24)$$

式中，θ_l 是由激光加热引起的组织升高温度；ρ_l、C_l 和 k_l 分别表示组织的密度、比热容和导热性；C_b^l 是血液的比热容；W_b^l 是血液灌注率；Q_r^l 是由空间加热而产生的体积热。

在加入血管以后，其数值计算方法与图 1.8 所示有少许不同，血管热量的常微分方程使用其四阶 Runge-Kutta 方法来解决[20]，具体的数值方法参见文献[21]～[22]，数值结果差异如表 1.2 所示。

表 1.2   数值结果差异

	初始加热	案例 1	案例 2	案例 3
时间（没有血管）/s	410	640	1033	1544
时间（有血管）/s	410	654	1030	1580
激光功率（无血管）/w	0.595951	0.591449	0.590318	0.581614
激光功率（有血管）/w	0.661309	0.655835	0.658535	0.650399

应该指出的是，在这项研究中只考虑单个血管，这与真实的皮肤结构存在差

异。为此，本书将继续研究嵌入血管的皮肤结构，包括动脉和静脉。此外，如果考虑与温度有关的热参数，如血液灌注、热传导率和血流量，则有限差分方案可以由线性化的有限差分方案代替。但是，对于复杂情况（如多重激光束）和不规则肿瘤，需要考虑其他优化方案。

参 考 文 献

[1] Moroz P, Jones S K, Gray B N. Magnetically mediated hyperthermia: current status and future directions. International Journal of Hyperthermia the Official Journal of European Society for Hyperthermic Oncology North American Hyperthermia Group, 2002, 18(4): 267-284.

[2] Muralidharan V, Malcontenti-Wilson C, Christophi C. Interstitial laser hyperthermia for colorectal liver metastases: the effect of thermal sensitization and the use of a cylindrical diffuser tip on tumor necrosis. Journal of Clinical Laser Medicine & Surgery, 2002, 20(4): 189-196.

[3] Tsuda N, Kuroda K, Suzuki Y. An inverse method to optimize heating conditions in RF-capacitive hyperthermia. IEEE Transactions on Biomedical Engineering, 1996, 43(10): 1029-1037.

[4] Usatoff V, Habib N A. Update of laser induced thermotherapy for liver tumours. Hepato-gastroenterology, 2001, 48(38): 330-332.

[5] Wust P, Hildebrandt B, Sreenivasa G, et al. Hyperthermia in combined treatment of cancer. Lancet Oncology, 2002, 3(8): 487-497.

[6] Hall E J , Roizin-Towle L. Biological effects of heat. Cancer Research, 1984, 44(10): 4708-4713.

[7] Streffer C. Biological basis for the use of hyperthermia in tumour therapy. Strahlentherapie Und Onkologie, 1987, 163(7): 416-419.

[8] Chatterjee I, Adams R E. Finite element thermal modeling of the human body under hyperthermia treatment for cancer. International Journal of Computer Applications in Technology, 1994, 7(3-6): 151-159.

[9] Moros E G, Roemer R B, Hynynen K. A comparison of bio-heat transfer and effective conductivity equation predictions to experimental hyperthermia data[C]. New York: Bioheat Transfer Applications in Hyperthermia, 1989.

[10] Dai W Z, Yu H F, Nassar R. A fourth-order compact finite-difference scheme for solving a 1-d pennes' bioheat transfer equation in a triple-layered skin structure. Numerical Heat Transfer Part B Fundamentals, 2004, 46(5): 447-461.

[11] Liauh C T, Roemer R B. A semilinear state and parameter estimation algorithm for inverse hyperthermia problems. Journal of Biomechanical Engineering, 1993, 115(3): 257-261.

[12] Huang C H, Huang C Y. An inverse biotechnology problem in estimating the optical diffusion and absorption coefficients of tissue. International Journal of Heat & Mass Transfer, 2004, 47(3): 447-457.

[13] Dai W, Li G, Nassar R, et al. A domain decomposition method for solving the Pennes' bioheat transfer in a 3D triple-layered skin structure. Computational Fluid & Solid Mechanics, 2003, 2: 1650-1654.

[14] Han J, Jensen K F. Combined experimental and modeling studies of laser - assisted chemical vapor deposition of copper from copper(I)-hexafluoroacetylacetonate trimethylvinylsilane. Journal of Applied Physics, 1994, 75(4): 2240-2250.

[15] Liu J, Chen X, Xu L X. New thermal wave aspects on burn evaluation of skin subjected to instantaneous heating. IEEE transactions on bio-medical engineering, 1999, 46(4): 420-428.

[16] Ktemick S G, Jog M A, Ayyaswamy P S. Numerical evaluation of heat clearance properties of a radiatively heated biological tissue by adaptive grid scheme. Numerical Heat Transfer, 1997, 31(5): 451-467.

[17] Zhou J H, Liu J. Numerical study on 3-d light and heat transport in biological tissues embedded with large blood vessels during laser-induced thermotherapy. Numerical Heat Transfer, 2004, 45(5): 415-449.

[18] Majchrzak E, Mochnacki B. Numerical model of heat transfer between blood vessel and biological tissue. Computer Assisted Mechanics & Engineering Sciences, 1999, 6(3): 439-447.

[19] Burden R L, Faires J D. Numerical analysis, 4th ed. London: PWS Publishing Co., 1988.

[20] Zhang L, Dai W, Nassar R. A numerical algorithm for obtaining an optimal temperature distribution in a 3D triple-layered cylindrical skin structure. Computer Assisted Mechanics and Engineering Science, 2007, 14: 107-125.

[21] Zhang L, Dai W, Nassar R. A numerical method for obtaining an optimal temperature distribution in a 3D triple-layered cylindrical skin structure embedded with a blood vessel. Numerical Heat Transfer, Part A, 2006, 49: 765-784.

[22] Zhang L, Dai W, Nassar R. A numerical method for optimizing laser power in the irradiation of a 3D triple layered cylindrical skin structure. Numerical Heat Transfer, Part A, 2005, 48: 21-41.

第2章 基于数据挖掘的计算生物学研究

在数据挖掘方面，本章以使用限制性回归结合生存分析寻找脑胶质癌致病基因及相关信号通路，和建立一个稳健预测结直肠癌患病风险的数学模型为例，介绍基于数据挖掘的计算生物学研究。

2.1 寻找脑胶质癌致病基因和相关信号通路

多形性胶质母细胞瘤(脑胶质癌)是最常见的恶性脑肿瘤[1-3]。由于脑胶质癌具有高侵袭性，并且与健康的脑组织混合在一起，因此几乎无法在不造成严重后果的情况下切除[4]。此外，脑胶质癌很容易复发[5, 6]，它的中位和无进展生存期分别为14.6个月和6.9个月，5年生存率仅为9.8%[7]。以前的研究[8-10]表明，基因突变是脑胶质癌发展的最重要因素之一，因此，基因表达分析不仅可以用来发现与脑胶质癌基因突变相关的基因表达潜在异常，还可以用于发现基因标记。一组与脑胶质癌相关的基因集合有助于我们发现相关的信号通路，而通路分析结果可以为脑胶质癌的靶向药物研究奠定基础。

作为重要的生存分析方法之一，Cox 比例风险模型[11]广泛用于探索各种协变量与生命周期之间的关系。然而，经典的 Cox 比例风险模型[12]只能处理因素(P)的维数小于样本数量(N)的情况[13]，我们称之为 $P \ll N$ 数据；而无法处理 $P \gg N$ 类型的生存数据(如基因表达数据[13])。为了处理 $P \gg N$ 类型数据，Tibshirani 等[14]将限制优化算法中的 Lasso 算法融入经典的 Cox 比例风险模型[15]来选择关键预测因子。然而，Fan 等[16]指出，如果预测因子的数量远大于样本量($P \gg N$)，那么预先清理步骤能很大程度提高算法准确率。因此，Fan 等[16]开发了确定独立性筛选(sure independence screening，SIS)方法，拟合每个协变量的边际 Cox 回归模型，并通过预先指定的阈值筛选出一些协变量。然而边际筛选很难找出隐藏型和强相关重要的变量，从而产生假阴性。因此 Hong 等提出一种条件 SIS 方法探讨常规线性系统的潜在预测因子。另一方面，尽管开发一种系统方法识别癌症治疗的靶向药物已经成为一个热门的研究领域[17-19]，但是目前却很少有相关研究详细讨论生存时间与靶向药物之间的关系。

为了克服以往工作的不足，本章提出一个多尺度分析和探索脑胶质癌致病基因和相关信号通路的研究平台(图 2.1)。其创新点如下：第一，使用临床脑胶质癌基因表达量和生存时间数据[20]来研究基因特征与脑胶质癌患者存活时间之间的内在关系；第二，本书不仅将限制性优化算法（如 Lasso）与经典的 Cox 比例风险模型相融合，用于处理 $P \gg N$ 类型的数据，来探索与生存时间相关的关键基因，而且使用 SIS 方法来提高预测精度；第三，本书使用 KOBAS 数据库和超几何检验来发现与存活时间密切相关基因的细胞信号通路，这些信号通路是发现治疗胶质母细胞瘤（glioblastoma multiforme，GBM）靶向药物的关键。

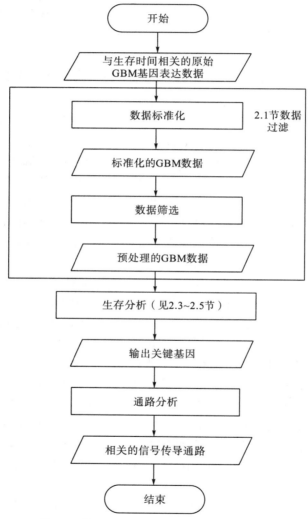

图 2.1　基因和信号传导通路研究平台流程图

本章使用的临床 GBM 基因表达和生存数据集从 Georgetown 癌症数据库 G-DOC[20]下载，其包含 54675 个基因表达量（P）和 227 个样本量（N）。为了处理

P>>N 类型的数据，本章提出 CoxSisLasso 方法。首先，将约束优化方法 Lasso 与经典的 Cox 回归模型进行融合，选择对患者存活时间有潜在重大影响的基因。其次，以 Lasso 方法选择出的基因为基础，利用 SIS 方法[21]使用新的标准重新筛选基因，从而取出同时满足 Sis 方法和 Lasso 方法的基因作为关键基因。为了发现靶向药物与脑胶质癌患者存活时间之间的关系，采用 KOBAS[22]工具，通过输入前面的关键基因集合，从而获得与脑胶质癌生存时间密切相关的细胞信号通路。总的来说，本章介绍一种多尺度基因和相关信号通路探索方法，该方法不仅可以发现与癌症患者生存时间密切相关的关键基因，还可以采用基于超几何分布的数据库（KOBAS）寻找在未来靶向癌症治疗中相关的信号通路[23, 24]。以往的实验证据表明，发现的与脑胶质癌存活时间相关的关键基因[25-36]和信号通路[37-50]与脑胶质癌的确密切相关。此外，研究结果表明，与 Tibshirani 等[14]和 Fan 等[16]分别开发的 CoxLasso 方法和 CoxSis 方法相比，本章提出的 CoxSisLasso 方法具有更好的预测能力和模型拟合能力。最后，本章从理论上分析为什么 CoxSisLasso 方法胜过 CoxLasso 和 CoxSis 方法，并讨论下一步的研究。

2.1.1　探索脑胶质癌致病基因和相关信号通路的方法

1. 材料

本节使用来自 Georgetown 癌症数据库 G-DOC[20]的 GBM 生存时间数据集（*N*=227），芯片型号为 Affymetrix U133 plus 2.0 Gene Chip。其数据集如表 2.1 所示。

表 2.1　GBM 微阵列数据集

数据集名	数据源	平台	样本大小
GBM	丹娜-法伯癌症研究院	HG-U133_Plus_2a	2
GBM	李肯瑟中心	HG-U133_Plus_2	30
GBM	亨利·福特医院(复古)	HG-U133_Plus_2	62
GBM	安德森癌症中心	HG-U133_Plus_2	6
GBM	纽约大学	HG-U133_Plus_2	2
GBM	亨利·福特医院	HG-U133_Plus_2	7
GBM	约翰·霍普金斯大学	HG-U133_Plus_2	2
GBM	神经肿瘤学学会	HG-U133_Plus_2	48
GBM	天津大学	HG-U133_Plus_2	30
GBM	加州大学洛杉矶分校医学院	HG-U133_Plus_2	7
GBM	加州大学旧金山分校	HG-U133_Plus_2	17
GBM	匹兹堡大学	HG-U133_Plus_2	9
GBM	威斯康星大学	HG-U133_Plus_2	5

2. 数据清洗

原始的微阵列数据集经过 R 软件包进行规格化和预处理[51]。预处理后，数据矩阵中有 227 个样本和 54675 个基因。通过使用四分位数间距(inter quartile range，IQR) 阈值[52]来筛除小方差值的基因，GBM 基因表达和生存时间数据矩阵中只剩下227 个样本和 10992 个基因。

3. Cox 比例风险模型

生存分析[11, 53]是既考虑结果又考虑生存时间的一种统计方法，并可充分利用截尾数据所提供的不完全信息，对生存时间的分布特征进行描述，对影响生存时间的主要因素进行分析。公式(2.1)表示广泛使用的生存分析 Cox 模型[13]。

$$h_i(t) = h_0(t)\exp\left(x_i^{\mathrm{T}}\boldsymbol{\beta}\right) \tag{2.1}$$

其中，$h_i(t)$ 为患者 i 在 t 时间遭受的危害；$h_0(t)$ 为基准风险函数；$\boldsymbol{\beta}$ 是未知的 p 维回归系数向量；x_i 是第 i 个个体潜在预测因子向量。基于可用的样本，未知参数系数 $\hat{\beta}$ 的估计量可以通过最大化边缘对数似然函数来获得，如公式(2.2)。

$$\hat{\beta} = \arg\max \log PL = \arg\max \sum_{k \in D}\left[x_k^{\mathrm{T}}\boldsymbol{\beta} - \log\left(\sum_{j \in R_k}\exp\left(x_j^{\mathrm{T}}\boldsymbol{\beta}\right)\right)\right] \tag{2.2}$$

其中，D 是事件的一组索引；R_k 表示在风险时间 t_k 的个体指标集。

由于本研究遇到 $P \gg N$ 型数据，因此不能采用经典的 Cox 比例风险回归方法[13]直接分析脑胶质癌基因表达数据矩阵。因此，下面的部分提出了三种变量选择算法来获得稀疏回归系数。

4. 融合 Cox 方法和 Lasso 方法(CoxLasso)

为了得到在 Cox 比例回归模型中参数 $\hat{\beta}$ 的稀疏解［公式(2.1)］，必须将受限制的优化方法(如 Tibshirani 等[14]提出的 Lasso)整合到经典的 Cox 比例风险模型中。公式 2.3 最小化负边缘对数似然度，同时用常数限定参数值绝对值的总和。

$$\hat{\beta} = \arg\min -\left\{\sum_{k \in D}\left[x_k^{\mathrm{T}}\boldsymbol{\beta} - \log\left(\sum_{j \in R_k}\exp\left(x_k^{\mathrm{T}}\boldsymbol{\beta}\right)\right)\right]\right\} \tag{2.3}$$

满足 $\sum_{j=1}^{p}\left|\boldsymbol{\beta}_j\right| \leq t$。这等价于以下优化问题：

$$\hat{\beta} = \arg\min -\left\{\sum_{k \in D}\left[x_k^{\mathrm{T}}\boldsymbol{\beta} - \log\left(\sum_{j \in R_k}\exp\left(x_k^{\mathrm{T}}\boldsymbol{\beta}\right)\right)\right]\right\} + \lambda\sum_{j=1}^{p}\left|\boldsymbol{\beta}_j\right| \tag{2.4}$$

满足 $\sum_{j=1}^{p}\left|\boldsymbol{\beta}_j\right| \leq t$。其中，$\lambda$ 为控制稀疏性的调整参数。CoxLasso 算法可由 R 程序中

glmnet 方法实现。这里，采用交叉验证对 Lasso 进行调节参数的选择。

5. 结合 Cox 的 Sis 方法（CoxSis）

尽管直接融合 Lasso 方法到 Cox 模型当中能处理 $p \gg N$ 类型的数据，但一旦出现超高维的协变量[21]，就会遇到速度、稳定性和准确性方面的问题。因此在使用 Lasso 算法之前，通常采用简单的筛选程序将数据维度降低。这里我们通过以下步骤说明 CoxSis 方法。

步骤一：使用公式（2.5）对每一个协变量 $X_m (1 \leq m \leq p)$ 拟合边缘 Cox 回归模型来获得 $\hat{\beta}_m$

$$\hat{\beta}_m = \arg\max \sum_{k \in D} \left[x_{km} \beta_m - \log \left(\sum_{j \in R_k} \exp \left(x_{jm} \beta_m \right) \right) \right] \tag{2.5}$$

其中，x_{km} 为第 k 个对象的第 m 个协变量；D 是事件的一组索引；R_k 表示在风险时间 t_k 的个体指标集。

步骤二：由步骤一可知边缘效应越大，相应的协变量对生存结局的影响越大。获得所有的边缘效应 $\hat{\beta}_m$ 以后，$m = 1, 2, \cdots, p$，就根据协变量的边缘效应大小从高到低进行排序，选择前 d 个协变量作为重要协变量。

步骤三：以 Θ 表示选择出的协变量的指标集。通过使用 Lasso 方法最小化公式（2.6）从 Θ 中选择 d 个协变量。

$$\underset{\beta_\Theta}{\text{Min}} \left\{ -\sum_{k \in D} \left[\boldsymbol{x}_{k,\Theta}^{\mathrm{T}} \boldsymbol{\beta}_\Theta - \log \left(\sum_{j \in R_k} \exp \left(\boldsymbol{x}_{j,\Theta}^{\mathrm{T}} \boldsymbol{\beta}_\Theta \right) \right) \right] + \lambda \sum_{j \in \beta_\Theta} \left| \beta_j \right| \right\} \tag{2.6}$$

其中，$\boldsymbol{x}_{j,\Theta}$ 为 $\boldsymbol{x}_i$ 的一个子集，$\boldsymbol{\beta}_\Theta$ 为 $\boldsymbol{\beta}_i$ 的一个子集。本章采用 Fan 等[16]提出的 R 工具实现组合 Cox 和 SIS（CoxSis）方法（图 2.2b）。

6. 结合 Cox 方法、Sis 方法和 Lasso 方法（CoxSisLasso）

近年来，Barut 等[54]提出一个条件筛选方法（Conditional Sis），该方法使用关键因素的先验知识选择预测因子来增加 SIS 的准确性。

由于 $P \gg N$ 类型数据和 Lasso 方法在稳定性和准确性方面存在局限性，本章提出一种结合 Cox，Sis 和 Lasso（CoxSisLasso）的方法 [图 2.2（c）] 来提高模型的预测精度。

步骤一：对 GBM 基因表达数据做 Lasso 回归，根据 Lasso 方法的原理，筛选出回归系数不为 0 的变量，记为 C_0。

步骤二：以选定的协变量 C_0 子集为条件，对每一个协变量 x_m，$m \notin C_0$。通过最大化公式（2.7）来拟合下面的 Cox 回归模型。

$$\hat{\beta}_m = \arg\max\left\{\sum_{k\in D}^{\beta_m}\left[\boldsymbol{x}_{k,C_0}^{\mathrm{T}}\boldsymbol{\beta}_{C_0} + \boldsymbol{x}_{k,m}\boldsymbol{\beta}_m - \log\left(\sum_{j\in R_k}\exp\left(\boldsymbol{x}_{j,C_0}^{\mathrm{T}}\boldsymbol{\beta}_{C_0} + \boldsymbol{x}_{j,m}\boldsymbol{\beta}_m\right)\right)\right]\right\} \quad (2.7)$$

步骤三：根据给定的阈值 γ，如果 $\left|\hat{\beta}_m\right| \geqslant \gamma$，保留变量 $x_m\left(m\notin C_0\right)$，使 $C_1 = \left\{m\notin C_0, \left|\hat{\beta}_m\right| \geqslant \gamma\right\}$，增强的选择因子为 $C_0 \bigcup C_1$。

步骤四：应用 Lasso 方法对每个在并集 $C_0 \bigcup C_1$ 中的协变量选择最终的预测因子。实现的关键函数为"glmnet"包中的 cv.glmnet 函数。

对于阈值 γ，Barut 等[54]提出两个过程通过控制错误发现率(false discovery rate，FDR)和随机解耦来选择适当的阈值水平。受 Zhao 和 Li[21]的启发，设阈值 $\gamma = 1/P$，其中 P 是所有协变量的总数。一旦协变量 x_m Z 检验的 P 值小于 γ，就把它作为一个重要的预测因子。

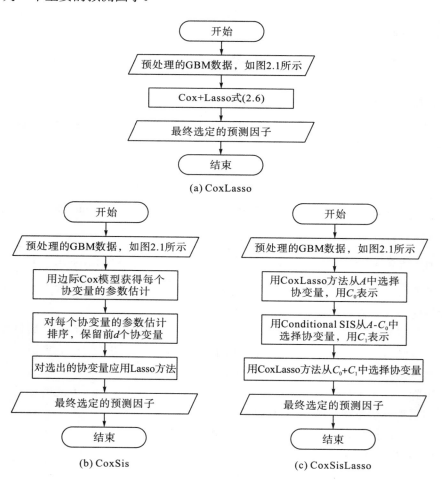

图 2.2 方法的流程图

7. 研究与脑胶质癌存活时间相关的候选基因的潜在信号通路

在通过以前的方法获得了与脑胶质癌存活时间有关的关键基因之后，本节进一步研究与这些关键基因密切相关的信号通路，从而在未来可以有针对性地选择相关药物用于治疗脑胶质癌。

KOBAS 是一个通过超几何检验[11]［式(2.8)］来识别信号通路的工具。

$$p(X = k) = \frac{\begin{bmatrix} K \\ k \end{bmatrix} \begin{bmatrix} N - K \\ n - k \end{bmatrix}}{\begin{bmatrix} N \\ n \end{bmatrix}} \qquad (2.8)$$

式中，N 是背景基因集合(这里指带注释的人类基因组)的基因数量；K 是背景基因集合中在某通路上的基因数目；n 是给定的与脑胶质癌存活时间有关的关键基因列表的大小；而 k 是给定的关键基因列表中在某通路上的基因数目。p 值越小，说明此通路在给定关键基因列表上越富集，本书就认为它是与脑胶质癌存活时间越相关的信号通路。

2.1.2　探索脑胶质癌致病基因和相关信号通路的结果

表 2.2 显示分别通过 CoxLasso、CoxSis 和 CoxSisLasso 模型探索的与脑胶质癌存活时间相关的关键基因。

表 2.2　探索基因方法 CoxLasso、CoxSis 和 CoxSisLasso

方法	关键基因
CoxLasso	ARIH2, ZNF786, AEBP1, FOXG1, INTS1, GDNF, CUTC, SGCD, CCM2, IL17RC, EIF3A, GBLN1
CoxSis	YAP1, TRAF3IP2, AEBP1, GDNF, EAF2, ST5, IL17RC, EIF3A
CoxSisLasso	ARIH2, ZNF786, AEBP1, FOXG1, INTS1, GDNF, SGCD, IL17RC, EIF3A, CBLN1, SLC35D1, ELOVL2, CDCA7L, SNTB1, TELO2
CoxLasso、CoxSis、CoxSisLasso 交集	AEBP1, GDNF, IL17RC, EIF3A

同时，维恩图(图 2.3)显示，这三个模型发现如下四个共同基因(AEBP1、GDNF、IL17RC、EIF3A)。文献[25]~[36]可以证明这四个基因与脑胶质癌患者的生存时间密切相关。

第一，AEBP1(adipocyte enhancer binding protein 1)作为转录抑制因子[25]，它在不同的器官和组织类型中有不同的表达水平，特别在大脑中表达较强[26]，还能与抑癌基因 PTEN 相互作用，对肿瘤起到抑制作用[27]。与 AEBP1 密切相关的 PTEN 和 NF-kB 在脑胶质癌进展中是很重要的参与者。AEBP1 可以负调节 IKB，从而导致 NF-kB 上调及增强的炎症反应[28]。此外，以往的研究发现与 AEBP1 相关的靶向基因在神经胶质瘤细胞的生存上起着重要的作用[19]。

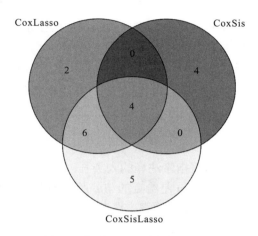

图 2.3　探索 GBM 基因的流程图

第二，GDNF（glialcellline derived nenrotrophie factor）是一种胶质细胞源性神经营养因子，能促进神经元的存活[30]。GDNF 不仅是巨噬细胞攻击脑胶质癌细胞从而促进脑胶质癌细胞发展的一个重要因素[31]，还能通过侵袭脑胶质癌细胞的受体来促进胶质瘤细胞的扩散[32]。

第三，EIF3A（eukaryotic translation initiation factor subunit 3A）不仅在人体的所有组织类型中表达，其表达还在某些类型的癌症[33]中被前端控制。由于它在调控 DNA 修复通路中的蛋白表达中起重要作用，所以对癌症治疗中的药物敏感性和耐药性有很大影响[33, 34]。特别值得注意的是，EIF3A 在一些胶质瘤患者中过表达[35]。

第四，IL17RC（interleukin-17 receptor C）是介导白细胞介素 17 信号转导的关键分子。在脑胶质癌发展中，它在相关的免疫和炎症反应中起重要作用[36]。

2.1.3　模型的预测性能比较

本章采用观测者操作特性（receiver operating characteristic，ROC）思想及其曲线下面积（area under curoe，AUC）来量化 3 个模型对脑胶质癌生存时间的预测准确性。ROC 描述风险打分函数 $x^{\mathrm{T}}\boldsymbol{\beta}$ 在每一时刻的灵敏度与特异性［式（2.9）］。

$$\mathrm{sensitivity}\left(c,t\,|\,x^{\mathrm{T}}\boldsymbol{\beta}\right)=Pr\left\{x^{\mathrm{T}}\boldsymbol{\beta}>c\,|\,\delta(t)=1\right\} \tag{2.9a}$$

$$\mathrm{specificity}\left(c,t\,|\,x^{\mathrm{T}}\boldsymbol{\beta}\right)=Pr\left\{x^{\mathrm{T}}\boldsymbol{\beta}\leqslant c\,|\,\delta(t)=0\right\} \tag{2.9b}$$

式中，c 是截止值，和 $\delta(t)$ 是在时间 t 的事件指标。

图 2.4 和图 2.5 分别描绘如何使用 ROC 和 AUC 来量化三种预测脑胶质癌患

者生存时间算法的性能。图 2.4 和图 2.5 表明 CoxLasso 和 CoxSis 算法有相似的预测性能，而本书提出的 CoxSisLasso 算法有更好的预测准确性，因为它不仅具有较高的灵敏度和特异度(图 2.4)，而且具有最大的 AUC 值(图 2.5)。此外，为评估模型的泛化能力，随机选取 120 个样本作为训练样本，68 个样本作为测试样本。图 2.6 显示三种模型在测试样本中的 AUC。图 2.5 和图 2.6 表明 CoxSisLasso 方法拥有更高的 AUC 值和性能。

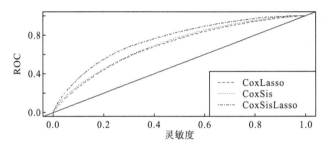

图 2.4　CoxLasso、CoxSis 和 CoxSisLasso 模型的 ROC

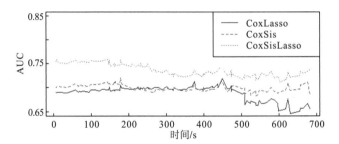

图 2.5　CoxLasso、CoxSis 和 CoxSisLasso 模型的 AUC

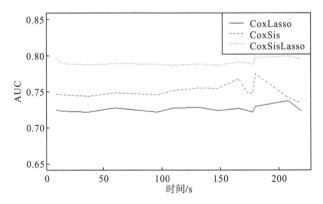

图 2.6　CoxLasso、CoxSis 和 CoxSisLasso 模型的测试样本 AUC

2.1.4 模型的拟合性能比较

表 2.3～表 2.5 总结了三种模型选择关键基因的 Cox 回归结果，R^2 是拟合统计量[55]。在涉及生存分析中，一致性指数[56]是模型判别的重要度量。较大的 R^2 和一致性指数值意味着更好的模型拟合性能。表 2.5 显示 CoxSisLasso 模型的 R^2 和一致性指数值优于其他两个模型（表 2.3 和表 2.4）。

通过比较表 2.5（CoxSisLasso）的结果与表 2.3（CoxLasso）和表 2.4（CoxSis）的结果，发现 CoxSisLasso 不仅可以拥有 CoxLasso 和 CoxSis 选择的基因，还可以发现多个统计显著的基因。

表 2.3　CoxLasso 模型的模型拟合结果

关键基因	系数	exp(coef)	se(coef)	z	p 值
ARIH2	0.28827	1.33412	0.20957	1.376	0.1690
ZNF786	0.73967	2.09524	0.31849	2.322	0.0202
AEBP1	0.09910	1.10418	0.09315	1.064	0.2874
FOXG1	0.14722	1.15861	0.06712	2.193	0.0283
INTS1	0.19661	1.21726	0.27385	0.718	0.4728
GDNF	−0.33054	0.71854	0.29059	−1.137	0.2553
CUTC	−0.03165	0.96885	0.27837	−0.114	0.9095
SGCD	0.12861	1.13724	0.20752	0.620	0.5354
CCM2	0.29707	1.34591	0.28104	1.057	0.2905
IL17RC	0.51024	1.66569	0.21579	2.364	0.0181
EIF3A	−0.27131	0.76238	0.23337	−1.163	0.2450
GBLN1	−0.29685	0.74316	0.30079	−0.987	0.3237

R^2=0.338，一致性系数：0.687

表 2.4　CoxSis 模型的模型拟合结果

关键基因	系数	exp(coef)	se(coef)	z	p 值
YAP1	−0.28804	0.74973	0.12372	−2.328	0.019902
TRAF3IP2	−0.39514	0.67358	0.20318	−1.945	0.051805
AEBP1	0.33103	1.39239	0.09268	3.572	0.000354
GDNF	−1.09305	0.33519	0.30549	−3.578	0.000346
EAF2	−0.53363	0.58647	0.21472	−2.485	0.012949
ST5	−0.26305	0.76870	0.26139	−1.006	0.314240
IL17RC	1.02690	2.79240	0.22954	4.474	0.00000769
EIF3A	−0.40494	0.66702	0.21963	−1.844	0.065216

R^2=0.375，一致性系数：0.696

表 2.5　CoxSisLasso 模型的模型拟合结果

关键基因	系数	exp(coef)	se(coef)	z	p 值
ARIH2	0.27310	1.31403	0.20654	1.322	0.186080
ZNF786	1.17873	3.25025	0.31923	3.692	0.000222
AEBP1	0.20724	1.23027	0.09558	2.168	0.030151
FOXG1	0.32694	1.38672	0.09262	3.530	0.000416
INTS1	0.85607	2.35388	0.34015	2.517	0.011844
GDNF	−0.48393	0.61636	0.35170	−1.376	0.168835
SGCD	−0.53359	0.58650	0.22601	−2.361	0.018233
IL17RC	1.23644	3.44332	0.23552	5.250	1.52×10^{-7}
EIF3A	−0.08224	0.92105	0.22885	−0.359	0.719339
CBLN1	−1.06495	0.34474	0.38400	−2.773	0.005548
SLC35D1	−0.44547	0.64052	0.21196	−2.102	0.035579
ELOVL2	−0.16161	0.85077	0.08395	−1.925	0.054210 .
CDCA7L	−0.38939	0.67747	0.11097	−3.509	0.000450
SNTB1	−0.61372	0.54133	0.16747	−3.665	0.000248
TELO2	−1.28721	0.27604	0.48148	−2.673	0.007507

R^2=0.515，一致性系数：0.747

2.1.5　多种策略分别探索与脑胶质癌存活时间相关的信号通路

表 2.6 列出分别利用 CoxLasso，CoxSis 和 CoxSisLasso 模型发现的与脑胶质癌相关的细胞信号通路。此外，维恩图(图 2.7)显示三种模型所探索的与脑胶质癌相关的细胞信号通路之间的关系。

表 2.6　利用 CoxLasso，CoxSis 和 CoxSisLasso 模型探索细胞信号通路

算法	关键通路
CoxLasso	内核糖体进入通路 mtor 信号通路 TGF-β 信号通路 p38 MAPK 信号通路 FoxO 信号通路
CoxSis	Hippo 信号通路 内核糖体进入通路 mtor 信号通路 TGF-β 信号通路
CoxSisLasso	内核糖体进入通路 mtor 信号通路 TGF-β 信号通路 Fanconi 贫血途径
CoxLasso, CoxSis 和 CoxSisLasso	内核糖体进入通路 mtor 信号通路 TGF-β 信号通路

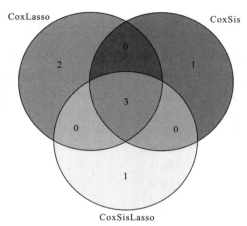

图 2.7　GBM 相关信号传导通路的维恩图

　　本书使用已经发表的实验证据[37-50]来证明这些相互探索的信号通路与脑胶质癌患者的存活时间密切相关。

　　首先，哺乳动物雷帕霉素靶蛋白（mammalian target of rapamycin，mTOR）是磷脂酰肌醇-3 激酶（PI3K）途径的重要介质。以前的研究表明，大多数 GBM 患者肿瘤细胞中的 PI3K 信号通路被激活[37]。此外，PI3K-akt-mTOR 轴在细胞生长和增殖中发挥重要作用[38]。mTOR 信号通路对于 GBM 患者的癌细胞生长和存活至关重要[39]。目前，mTOR 通路抑制剂正处于脑胶质癌临床治疗试验中[40]。

　　其次，转化生长因子-β（transforming growth factor-beta，TGF-β）是一种分泌型细胞因子，通过特异性受体发出信号并通过细胞内 Smad 家族蛋白发挥其作用[41]。TGF-β 途径控制脑胶质癌细胞增殖[42]，其信号传导有助于维持脑胶质癌中的肿瘤干细胞[43]。TGF-β 通路也与脑胶质癌侵袭和转移相关[44]。临床前实验证明，抑制 TGF-β 通路信号可以降低脑胶质癌细胞的增殖和侵袭[45]。在临床试验中，通过抑制 TGF-β 通路有望延长脑胶质癌患者生存时间[46]。

　　最后，内部核糖进入（internal ribosomal entry，IRE）通路参与蛋白质合成。蛋白质合成从 IRE 位点附近的起始密码子开始，而不是通过扫描 Kozak 序列。这种 IRE 通路被用于翻译许多真核生物基因，包括生长因子如 VEGF、FGF2 和 PDGF[47]，以及转录因子如 c-myc 和缺氧诱导因子[48, 49]。事实上，上调原癌基因 c-Jun 通过 c-Jun mRNA 的 5′ UTR 中的有效内部核糖体进入位点（internal ribosomal entry site，IRES），并促成脑胶质癌细胞的恶性特性[50]。

2.1.6　探索脑胶质癌致病基因和相关信号通路的讨论

　　2.1 节基于经典的 Cox 比例风险模型[12]、约束优化方法[14-16]和超几何测试方法，开发了一个多尺度的基因和信号通路探索平台，以分析 $P \gg N$ 型 GBM 基因表达和生存时间数据（表 2.1）。相对于以前的研究[14-16, 57]，本书提出一种新的 CoxSisLasso 模型来研究基因与 GBM 患者生存时间之间的关系，以及使用 KOBAS 数据库[22]寻找与生存时间相关的信号通路。

一方面，实验证据验证了本书作者发现的关键基因[25-36]（表 2.2）和信号通路[37-50]（表 2.6）与 GBM 密切相关。另一方面，由于 CoxLasso 模型在处理高维数据时会在速度、稳定性和精度方面有局限，因此本书设计的 CoxSis 模型采用一个简单且计算效率高的筛选程序，将数据的维度降低[16]。尽管经典的基于边缘筛选方法的 CoxSis 在理论上被证明能够选择所有重要的预测因子[58]，但很难确定这些隐藏的预测因子与响应变量紧密联合而不是弱关联。因此，本书提出 CoxSisLasso 模型，该模型不仅使用 CoxLasso 模型来获得先前的一组重要预测指标，而且结合 SIS[16]方法来选择与之前结果相关的重要预测指标。图 2.5 和图 2.6 表明 CoxSisLasso 模型具有比 CoxLasso 和 CoxSis 更好的预测能力和模型拟合能力。

2.1.7 探索脑胶质癌致病基因和相关信号通路的结论

总体而言，本节创新性地开发了一种 CoxSisLasso 模型，用于探索 GBM 基因表达与 GBM 患者生存时间之间的关系。本节还采用 KOBAS 数据库[22]和超几何测试[22]来研究相关信号通路和患者生存时间之间的关系。虽然研究结果证明了本书算法的优越性，但目前的研究仍然存在诸如 CoxSisLasso 策略的理论证明不足的缺点。

2.2 建立一个稳健预测结直肠癌患病风险的数学模型

2.2.1 结直肠癌患病风险的数学模型简介

在过去的几十年中，科学家研究了不少新方法来降低结直肠癌（colorcctal cancer，CRC）发病率并改善其预后。例如，对 50 岁以上人群实现普及的定期筛查，并采用相关的一些预防新技术（腹腔镜手术、新辅助化疗和生物靶向治疗），从而实现精准的个性化治疗。然而结直肠癌仍是全球重要的癌症杀手之一[59-65]，它在癌症发病率中排第 4 位，约占癌症相关死亡人数的 8%～10%[66]，5 年生存率（40%～50%）仍没有达到预期的效果。结直肠癌现在被认为是基因和环境等多种复杂因素相互作用下的结果；无论是遗传变异、环境因素、饮食习惯式不良生活方式都可能在结直肠肿瘤发生中发挥重要作用[67-70]。因此，有效鉴定结直肠癌风险因素是预防和早期诊断结直肠癌的第一步，对降低结直肠癌发病率和死亡率至关重要[71, 72]。基于这种假设，来自韩国、日本和中国的研究机构在 2000～2004 年合作开展了一项多中心病例对照研究（KOJACH 研究），以探索东亚人群结直肠癌发病风险因素[73-76]。这项合作研究中收集结直肠癌患者和对照组患者的家族史、生活方式、食物、营养摄入量和参与者的单核苷酸多态性(single nucleotide polymorphism，SNP)。基于以上数据，本书计划开发一种不仅可以发现结直肠癌潜在风险因素，还可以在诊断之前有效可靠预测结直肠癌患病风险的数学模型。

目前，研究人员已经开发了很多用于预测结直肠癌的数学模型。例如，Wu等[77]和 Huang 等[78]提出使用逻辑回归和贪婪贝叶斯模型处理低维结直肠癌数据。Hahn 和他的同事[79-81]提出使用多因素降维(multifactor dimensionality reduction，MDR)方法将高维离散结直肠癌的数据映射到低维空间；Li 等[20]提出了一种新的前向 U 检验来估计结直肠癌患病风险。另外，Andrew 等[82]、Meredith 等[83]和 Rutledge 等[84]采用线性回归模型预测结直肠癌发生。然而这些已有的模型不能处理大规模高维连续和离散数据类型的结直肠癌数据，也无法获得足够高的预测准确度。

为克服上述研究的缺点，本书基于最近的研究[85]和收集的数据提出稳健的结直肠癌预测模型。该模型具有以下三个创新：首先，采用共同标准收集具有遗传变异和环境暴露信息的临床结直肠癌数据[86]。其次，将生物分类、降维和回归分析阶段整合到结直肠癌预测模型中，使其稳健可靠。最后，为提高模型的预测精度，开发异构集成学习模型(hybrid ensemble learning method，HELM)和广义核递归最大相关(generalized kernel recursive maximum correntropy，GKRMC)算法。

研究结果表明：①遗传因素和环境因素均对结直肠癌的发生发挥了重要作用；②通过使用模型发现的生物标志物作为分类器，可以准确有效地识别结直肠癌患病风险；③本书创新的 HELM 和 GKRMC 具有比经典回归算法更高的预测能力。最后，本书分析 HELM 和 GKRMC 算法的优异性能原因，并讨论探索预测模型未来研究方向。

2.2.2　结直肠癌患病风险的数学模型所需的材料和方法

本小节使用的数据来自第三军医大学卫生毒理学系医院结直肠癌病例对照研究[83]。临床病例数据来自 369 名经病理学诊断的结直肠癌患者。对照数据来自 929 名无癌症患者，其中年龄、性别和出生地互相对应。所有对照选自同一医院的整形外科和普通外科部门以及没有癌症病史或任何癌症相关疾病的患者。所有参与人员均签署书面的知情同意书。

食物摄入量借助本书作者开发的半定量食物频率调查表[87]进行评估。通过HapMap[88]，可以获得每个候选基因上游的全长基因加上 2000 个基点的 SNP 信息。把次要等位基因频率设置为 0.01[89]后，使用 Haploview 软件[90]筛选标签 SNP，并且在每个连锁不平衡区块中仅选择一个 SNP。本节从三个关键酒精代谢基因(ADH1B、ALDH2 和 CYP2E1)127 个被报道的 SNP 中选出 46 个标签 SNP[91-93]。根据 Promega DNA 纯化向导试剂盒的说明，从 2.5mL 全血中提取 DNA。DNA 纯化和聚合酶链式反应(polymerase chain reaction, PCR)由 Eppendorf 5333 Mastercycler 完成。所选 TagSNP 的基因分型由 ABI 3130xl 基因分析仪完成。本研究方案经第三军医大学医学伦理委员会批准。

数据包括一般信息(如性别和年龄)、与乙醇代谢有关基因的多态性分布(纯合子的分布和基因位点的杂合子)以及人口特征、食物和生活习惯(吸烟和饮酒)。为避免偏差,本书使用一份标准调查问卷,问卷中每个调查项目都有一个特定的定义,调查是以面对面的方式进行的。定量估计一些调查项目,如酒精和香烟的消费量。以 60 岁为分界点,调查患者分为老年组和中青年组,饮酒分为健康饮酒(包括不喝酒的人和每天饮酒量不超过 15 克的人)和非健康饮酒(包括每天饮酒超过 15 克的人)。根据吸烟习惯,参与者分为不吸烟者和吸烟者(包括戒烟者)。

本节利用这些数据建立预测性结直肠癌模型,包括生物分类、原始数据的降维和回归分析。

1. 生物分类

从医学角度进行生物分类,将原始数据集分为四个小类,分别为:①与乙醇代谢相关基因的多态性分布,SNP 数据列于补充文献 S1(https://doi.org/10.1155/2017/8917258);②人口统计特征信息,S2 列出人口学特征数据;③生活习惯,生活方式数据见附录 S3;④食品,食品的数据列于 S4。

2. 原始数据的降维

研究采用三种广泛使用的降维方法,即稀疏主成分分析(sparse principal component analysis,SPCA)、熵方法和 Relief 方法,获得每个亚类共同拥有的生物标志物。

1) 稀疏主成分分析方法

主成分分析(principal component analysis,PCA)[94-96]可以用来降维。它通过主要成分代替原始变量来简化多变量数据分析的复杂性。SPCA 使用 Lasso[97]产生具有稀疏加载的主成分。PC 是按降序排列原始变量的不相关线性组合。

$$PC_i = l_{1i}X_1 + l_{2i}X_2 + \cdots + l_{mi}X_m$$
$$\max(\mathrm{var}(PC_i)) \tag{2.10}$$
$$\mathrm{s.t.} \quad \sum_{j=1}^{m} l_{ji}^2 = 1, \sum_{j=1}^{m} l_{ji} \cdot l_{jk} = 0, \quad 0 \le k < i$$

式中,$X_1, X_2, \cdots, X_m$ 是原始变量;$l_{1i}, l_{2i}, \cdots, l_{mi}$ 是由 R 软件包估计的与原始变量相对应的主成分 PC_i 的系数。

2) 熵方法

熵测量与随机变量相关的不确定性[98-100]为方程式(2.11)。

$$H(X) = -E[\log_p(X)] = -\sum_{x \in \chi} p(x) \log p(x) \tag{2.11}$$

式中，$p(x) = P(X = x)$ $(x \in \chi)$ 是随机变量 X 的概率质量函数；χ 是一个有限集合（例如，$\{1, 2, \cdots, n\}$）；熵 $H(X)$ 是随机变量 X 的高度不确定性。

3) Relief 方法

Relief 算法[101]应用于数据的二分分类。Relief 方法是一种特征加权算法，根据特征和类别的相关性赋予不同的权重。Relief 算法中特征和类别的相关性估计能力基于特征区分相近样本的能力，Relief 算法过程如下。

$$\text{for } i = 1 : T$$
$$w_i = w_i + |x^{(i)} - NM^{(i)}(x)| + |x^{(i)} - NH^{(i)}(x)| \tag{2.12}$$

Relief 方法的主要思想是根据区分相邻模式的能力来迭代估计特征权重。在每次迭代中，随机从 T 个模式中选择一个模式 x，然后找到 x 的两个最近邻居，一个来自同一类（称为最近的命中或 NH），另一个来自不同的类（称为最近的命中或 NM）。w_i 表示第 i 个特征的权重。

3. 回归分析

在完成生物分类和数据降维阶段后，使用逻辑回归（logistic regression，LR）、支持向量机（support vector machine，SVM）、HELM、KRLS[102]和本书设计的 GKRMC 建立预测回归模型。

1) 逻辑回归

LR[103,104][式(2.13)] 可以被认为是一种半线性回归，它假设因变量具有 0 和 1 两个状态。

$$\log\left(\frac{p}{1-p}\right) = \beta_0 + \beta_1 x_1 + \cdots + \beta_k x_k \tag{2.13}$$

式中，$x_1, x_2, \cdots, x_k$ 是协变量；$\beta_0, \beta_1, \cdots, \beta_k$ 是未知协变量系数；p 是因变量，其等价于"成功"或"案例"的概率

2) 支持向量机

SVM[105]是 Vapnik 在 20 世纪 90 年代初提出的一种机器学习方法，并且随后由其他研究人员进行了扩展。分界线方程的一般形式如下：

$$f(x) = (W \cdot X) + b \tag{2.14}$$

式中，$W \cdot X$ 表示向量 W 和向量 X 的内积。如果对线性鉴别函数进行归一化以使所有样本满足 $|f(x)| \geqslant 1$，则分类面 $(W \cdot X) + b = 1$ 和 $(W \cdot X) + b = -1$ 之间的边界为 $2\|W\|$（分类间隔）。

最小化距离 $2/\|\boldsymbol{W}\|$，相当于最大化 $1/2\|\boldsymbol{W}\|^2$，从而得到最优的分类面。因此，寻求最佳分类的问题转变为如下的最优化问题：

$$\min \frac{1}{2}w'w + c\sum_{i=1:N}\xi_i \tag{2.15}$$

3) 异构集合学习模型

集成学习[106]使用多个学习者来解决问题。整体的泛化能力通常要比单个学习者强得多[107]。Adaboost 算法[108]是一种集成学习。在先前研究的主题上，大多数集合学习算法都是几个相同(同态集合)或不同(异常集合)的集成。这里提出基于 Adaboost 算法的 HELM 算法，该算法集成了同态集合和异常集合的优点。HELM 算法过程(图 2.8)如下：

输入：样本集 $S = \{(x_1, y_1), (x_2, y_2), \cdots, (x_n, y_n)\}$，其中 x_n 是样本，$y_n \in \{0,1\}$ 是标签；弱分类器 $L \in \{L_1:\text{SVM}, L_2:\text{LR}, L_3:\text{KRLS}\}$。$T$ 是迭代次数。

流程：

(1) for $m = 1, 2, \cdots, L$。

(2) 初始化权重分布 $D_1(i) = \dfrac{1}{n}$；其中，n 是样本个数，i 是样本下标。

(3) for $t = 1, 2, \cdots, T$。

(4) 基于样本分布 D_t 和 L_m，训练弱分类器 h_t。

(5) 计算 h_t 的误差 (ε_t)：

$$\varepsilon_t = \frac{\text{错误分类样本数}}{\text{总样本数}} \tag{2.16}$$

(6) 计算 h_t 的权重 α_t：

$$\alpha_t = \frac{1}{2}\ln\frac{1-\varepsilon_t}{\varepsilon_t} \tag{2.17}$$

(7) 更新每一个样本的权重：

$$D_{t+1}(i) = \frac{D_t(i)}{\text{sum}(D)}\begin{cases} \exp(-\alpha_t), & h_t(x_i) = y_i \\ \exp(\alpha_t), & h_t(x_i) \neq y_i \end{cases} \tag{2.18}$$

(8) 结束。

(9) 通过 Adaboost 算法获得学习分类器 H_m [106, 107]：

$$H_m(x) = \text{sign}\big(f(x)\big) = \text{sign}\sum_{t=1}^{T}\alpha_t h_t(x) \tag{2.19}$$

(10) 计算 H_m 的精度：

$$P_{H_m} = \frac{\text{正确分类样本数}}{\text{总样本数}} \tag{2.20}$$

（11）结束。

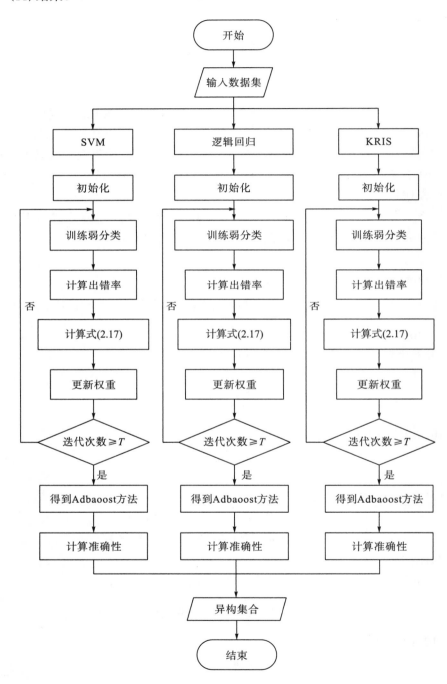

图 2.8　HELM 算法流程图

（12）给每一个 H_m 分配一个权重 w_{H_m}：

$$w_{H_m} = \frac{P_{H_m}}{P_{H_1} + P_{H_2} + P_{H_3}} \tag{2.21}$$

（13）输出：异构集合：

$$\mathrm{HELM}(x) = \mathrm{sign} \sum_{m=1}^{3} w_{H_m} H_m(x) \tag{2.22}$$

4）广义核递归最大相关熵算法

众所周知，线性回归模型可以快速估计结直肠癌的发病率，但精确度低。而非线性模型会通过增加计算成本获得高预测精度。针对收集到的数据的性质，本书开发一种非线性回归算法 GKRMC（表 2.7），该算法能够在合理的计算成本下显著提高预测精度。GKRMC 是基于核递归最小二乘（kernel recursive least squares，KRLS）算法[102, 109-112]和广义相关熵[113]的新概念。式（2.23）给出相应的加权和正则化的代价函数。

$$J = \max_{\boldsymbol{\Omega}} \sum_{i=1}^{j} \beta^{i-j} G_{\alpha,\beta}(\boldsymbol{d}_j - \boldsymbol{\Omega}^{\mathrm{T}} \varphi_j) - \frac{1}{2} \beta^i \gamma_2 \| \boldsymbol{\Omega} \|^2 \tag{2.23}$$

式中，$G_{\alpha,\beta}(\varepsilon) = \dfrac{\alpha}{2\beta\Gamma(1/\alpha)} \exp\left(-\left| \dfrac{\varepsilon}{\beta} \right|^\alpha \right) = \gamma_{\alpha,\beta} \exp\left(-\lambda |\varepsilon|^\alpha \right)$，$\Gamma(\cdot)$ 是伽玛函数，$\alpha > 0$ 是形参，β 是遗忘因子，设置为 1。φ_i 代表 $\varphi(u_i)$，$\boldsymbol{\varphi}$ 作为 Mercer 核诱导的非线性映射，γ_2 是正则化因子，i,j 表示样本的数量级，$\gamma_{\alpha,\beta} = \alpha / [2\beta\Gamma(1/\alpha)]$ 是标准化常数。将其梯度设为 $\boldsymbol{\Omega}$ 等于零，则可以得到式（2.24）。

$$\boldsymbol{\Omega}_i = (\boldsymbol{\Phi}_i B_i \boldsymbol{\Phi}_i^{\mathrm{T}} + \gamma_2 \beta^i \sigma_1^\alpha \boldsymbol{I})^{-1} \boldsymbol{\Phi}_i B_i \boldsymbol{d}_i \tag{2.24}$$

式中，$\boldsymbol{\Phi}_i = [\varphi_1, \varphi_2, \cdots, \varphi_i]$，$\sigma_1 = \beta^{\alpha/2}$，$\boldsymbol{I}$ 是单位矩阵。

$$B_1 = \mathrm{diag} \begin{bmatrix} \beta^{i-1}(\boldsymbol{d}_1 - \boldsymbol{\Omega}^{\mathrm{T}} \boldsymbol{\varphi}_1)^{\alpha-2} \times \left(\dfrac{\alpha^2}{4\sigma_1 \Gamma\left(\dfrac{1}{\alpha}\right)} \right) \times \exp\left(-\left| \dfrac{\boldsymbol{d}_1 - \boldsymbol{\Omega}^{\mathrm{T}} \boldsymbol{\varphi}_1}{\sigma_1} \right|^\alpha \right) \\ \beta^{i-2}(\boldsymbol{d}_2 - \boldsymbol{\Omega}^{\mathrm{T}} \boldsymbol{\varphi}_2)^{\alpha-2} \times \left(\dfrac{\alpha^2}{4\sigma_1 \Gamma\left(\dfrac{1}{\alpha}\right)} \right) \times \exp\left(-\left| \dfrac{\boldsymbol{d}_2 - \boldsymbol{\Omega}^{\mathrm{T}} \boldsymbol{\varphi}_2}{\sigma_1} \right|^\alpha \right) \\ \vdots \\ (\boldsymbol{d}_1 - \boldsymbol{\Omega}^{\mathrm{T}} \boldsymbol{\varphi}_1)^{\alpha-2} \times \left(\dfrac{\alpha^2}{4\sigma_1 \Gamma\left(\dfrac{1}{\alpha}\right)} \right) \times \exp\left(-\left| \dfrac{\boldsymbol{d}_i - \boldsymbol{\Omega}^{\mathrm{T}} \boldsymbol{\varphi}_i}{\sigma_1} \right|^\alpha \right) \end{bmatrix} \tag{2.25}$$

表 2.7   GKRMC 过程

广义核递归极大熵

初始化:

$$Q_1 = \left[\gamma_2 \beta \sigma_1^\alpha + G_{\sigma_2}(u_i - u_1) \right]^{-1}$$
$$a_1 = Q_1 d_1$$

计算:

迭代: for $i > 1$:

$$h_i = [G_{\sigma_2}(u_i - u_1), \cdots, G_{\sigma_2}(u_i - u_{i-1})]^T$$

$$y_i = h_i^T a_{i-1}$$

$$e_i = d_i - y_i$$

$$z_i = Q_{i-1} h_i$$

$$\theta_i = \left[\exp\left[-\frac{e_i^\alpha}{2\sigma_1^2} \right] \right]^{-1}$$

$$r_i = \gamma_2 \beta^i \sigma_1^\alpha \theta_i + G_{\sigma_2}(u_i - u_1) - z_i^T h_i$$

$$Q_i = r_i^{-1} \begin{bmatrix} Q_{i-1} r_i + z_i z_i^T & -z_i \\ -z_i^T & 1 \end{bmatrix}$$

$$a_i = \begin{bmatrix} a_{i-1} - z_i r_i^{-1} e_i \\ r_i^{-1} e_i \end{bmatrix}$$

利用矩阵逆引理[110]得到

$$(\Phi_i B_i \Phi_i^T + \gamma_2 \beta^i \sigma_1^\alpha I)^{-1} \Phi_i B_i = \Phi_i (\Phi_i^T \Phi_i + \gamma_2 \beta^i \sigma_1^\alpha B_i^{-1})^{-1} \tag{2.26}$$

将式 (2.26) 代入式 (2.24) 得

$$\Omega_i = \Phi_i (\Phi_i^T \Phi_i + \gamma_2 \beta^i \sigma_1^\alpha B_i^{-1})^{-1} d_i \tag{2.27}$$

权重向量可以明确地表示为转换数据的线性组合，即 $\Omega_i = \Phi_i a_i$ ，其中系数向量 $a_i = (\Phi_i^T \Phi_i + \gamma_2 \beta^i \sigma_1^\alpha B_i^{-1})^{-1} d_i$ 可以使用内核计算。根据 $Q_i = (\Phi_i^T \Phi_i + \gamma_2 \beta^i \sigma_1^\alpha B_i^{-1})^{-1}$ 可以得到

$$Q_i = \begin{bmatrix} \Phi_{i-1}^T \Phi_{i-1} + \gamma_2 \beta^i \sigma_1^\alpha B_i^{-1} & \Phi_{i-1}^T \varphi_i \\ \varphi_i^T \Phi_{i-1} & \varphi_i^T \varphi_i + \gamma_2 \beta^i \sigma_1^\alpha \theta_i \end{bmatrix}^{-1} \tag{2.28}$$

式中， $\theta_i = (d_i - \Omega^T \varphi_i)^{\alpha-2} \times \left[\alpha^2 / 2\sigma_1 \Gamma(1/\alpha) \right] \times \exp\left(-\left| \frac{d_i - \Omega^T \varphi_i}{\sigma_1} \right|^\alpha \right)$ 。很容易观察到

$$Q_i^{-1} = \begin{bmatrix} Q_{i-1}^{-1} & h_i \\ h_i^T & \varphi_i^T \varphi_i + \gamma_2 \beta^i \sigma_1^\alpha \theta_i \end{bmatrix} \tag{2.29}$$

其中， $h_i = \Phi_{i-1}^T \varphi_i$ 。利用块矩阵反演恒等式，可以推导出

$$Q_i^{-1} = \begin{bmatrix} Q_{i-1}r_i + z_iz_i^{\mathrm{T}} & -z_i \\ -z_i^{\mathrm{T}} & 1 \end{bmatrix} \tag{2.30}$$

式中，$z_i = Q_{i-1}h_i$ 和

$$r_i = \gamma_2\beta^i\sigma_1^\alpha\theta_i + \varphi_i^{\mathrm{T}}\varphi_i - z_i^{\mathrm{T}}h_i \tag{2.31}$$

所以，

$$a_i = Q_id_i = r_i^{-1}\begin{bmatrix} Q_{i-1}r_i + z_iz_i^{\mathrm{T}} & -z_i \\ -z_i^{\mathrm{T}} & 1 \end{bmatrix}\begin{bmatrix} d_{i-1} \\ d_i \end{bmatrix} = \begin{bmatrix} a_{i-1} - z_ir_i^{-1}e_i \\ r_i^{-1}e_i \end{bmatrix}$$
$$e_i = d_i - \Omega^{\mathrm{T}}\varphi_i \tag{2.32}$$

然后获得 GKRMC 算法，其中系数更新遵循式 (2.31)，r_i 由式 (2.32) 计算得到。本书使用 $G_{\sigma_2}(\cdot)$ 表示 RKHS[113, 114] 高斯核，σ_2 表示内核大小。GKRMC 产生一个径向基函数 (radial basis function，RBF)[115] 型网络，这是核函数的线性组合 (图 2.9)。a_i 表示迭代时网络的系数向量 i，$(a_i)_j$ 表示 JTH 标题 a_i。

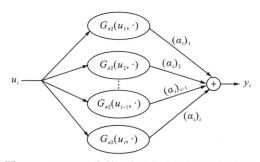

图 2.9 GKRMC 在第 i 次迭代中的网络拓扑结构

2.2.3 结直肠癌患病风险的数学模型的研究结果

1. 生物分类结果

在过去的几十年中，流行病学研究提出了许多与结直肠癌风险相关的候选因素，可分为两类：遗传因素和非遗传因素。遗传因素组由多个 SNP 组成，非遗传因素组由多种环境因素组成。根据生物特征和人类在整个生命周期中暴露于环境因素的方式，原始结直肠癌相关遗传和环境数据可分为表 2.8 所示的四类：单核苯酸多肽性 (SNP)、人口学特征、生活方式和食物。

2. 原始数据降维的结果。

为了处理 SNP、人口学特征、生活方式和食物的数据集，分别采用 SPCA、熵和回归方法。表 2.9 显示 SPCA 方法测定后的 SNP、人口学特征、生活方式和食物结果。

表 2.8　生物分类结果

单核苷酸多态性	基因多态性分布
人口学特征	包括年龄、性别、体重、收入水平、受教育程度等因素,代表个体的生理或社会心理特征
生活方式	行为因素,如吸烟和饮酒
食物	食物摄取量

表 2.9　SPCA 法测定结果

单核苷酸多态性	rs10046, rs10505477, rs1152579, rs1229984, rs1255998, rs1256030, rs1256049, rs1271572, rs12953717, rs1329149, rs16941669, rs17033, rs1801132, rs2075633, rs2077647, rs3798758, rs3820033, rs4767939, rs4767944, rs4939827, rs676387, rs6905370, rs6983267, rs7296651, rs7837688, rs827421, rs886205, rs928554, rs9322354, rs9340799
人口学特征	胆固醇、血液甘油三酯、心理创伤、抑郁、年龄、运动、体重指数、身体活动、活动、婚姻状况、情绪状态
生活方式	抽烟,饮酒,喝咖啡,饮酒,抽烟在同一时间点,喝茶
食物	谷物、瓜类、豆制品、根类、水果、鸡蛋和牛奶、蘑菇、油、调味料、肉、海鲜、腌菜

    当应用 relief 算法从数据集中提取关键特征时,高权重特征将导致结直肠癌。relief 算法的结果如图 2.10 所示。在图 2.10(a)～图 2.10(d)的上部,横轴表示特征顺序号,纵轴表示特征分类权重。在图 2.10(a)～图 2.10(d)的下部,横轴表示特征分类权重,纵轴表示特征个数,而图 2.10 中的条状图表示根据特征权重确定特征的数量。

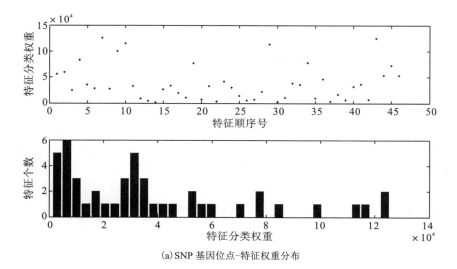

(a) SNP 基因位点-特征权重分布

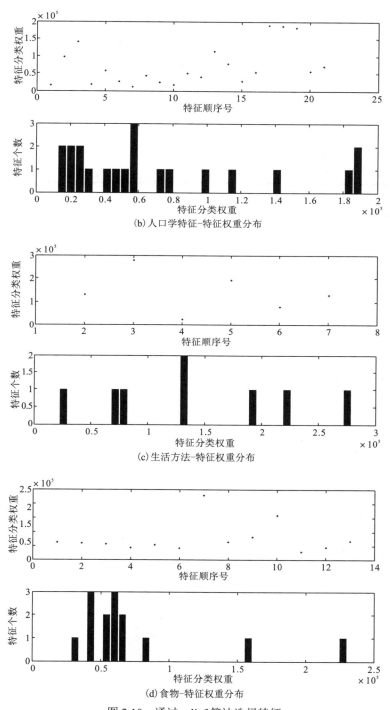

图 2.10 通过 relief 算法选择特征

表 2.10 显示分别通过熵方法降低 SNP、人口学特征、生活方式和食物的结果。熵 $H(X)$ 为降低数据维度。关于图 2.10 的结果，表 2.11 分别显示 SNP、人口学特征以及 relief 方式得到的生活方式和食物的常见因素。

表 2.10　熵值法计算结果

单核苷酸多态性	rs6983267, rs1256030, rs10046, rs928554, rs1152579, rs690537, rs676387
人口学特征	年龄、体重指数、血甘油三酯、抑郁、精神压力、心理创伤
生活方式	饮酒和抽烟在同一时间点，饮酒
食物	蔬菜、坚果、蘑菇、调味料、泡菜、谷物

表 2.11　relief 法计算结果

单核苷酸多态性	rs10505477, rs1256030, rs1801132, rs2071454, rs2075633, rs2228480, rs2249695, rs2486758, rs3798758, rs4767939, rs4767944, rs4939827
人口学特征	年龄、体重指数、身体活动、活动、家庭人数、情绪状态、气质、精神压力、心理创伤、抑郁、胆固醇
生活方式	饮酒、喝茶、饮酒和抽烟在同一时间点
食物	坚果、蔬菜、肉、鸡蛋和牛奶、海鲜

图 2.11 显示三维降维方法的交互结果。图 2.11(a)表明 rs1256030 是 SPCA、熵和 relief 共同发现的生物标志物；rs10046、rs1152579、rs676387、rs6905370、rs928554、rs6983267 是 SPCA 和熵共同发现的生物标志物，而 rs4939827、rs4767944、rs1801132、rs4767939、rs10505477、rs3798758、rs2075633 是 SPCA 和 relief 共同发现的生物标志物。

图 2.11(b)显示年龄、抑郁、血甘油三酯、BMI 是 SPCA、熵和 relief 算法共同发现的生物标志物；血甘油三酯是 SPCA 和熵算法共同发现的生物标志物；胆固醇、活动、情绪状态、身体活动是相互关联的通过 SPCA 和 relief 算法共同发现的生物标志物，精神压力是通过熵和 relief 算法共同发现的生物标志物。

图 2.11(c)表明，同一时间点的饮酒与吸烟是 SPCA、熵和 relief 算法共同发现的生物标志物；喝茶是 SPCA 和 relief 算法共同发现的生物标志物。

图 2.11(d)表明，蔬菜是 SPCA、熵和 relief 算法共同发现的生物标志物；蘑菇、调味品、腌菜与谷类是 SPCA 和熵算法共同发现的生物标志物；鸡蛋、牛奶、肉类、海鲜是 SPCA 和 relief 算法共同发现的生物标志物，而坚果是熵和 relief 算法共同发现的生物标志物。

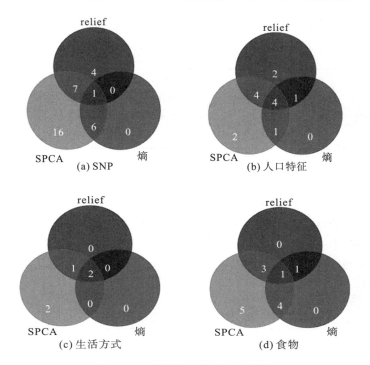

图 2.11 三维降维方法的交互结果

本书有两种 SPCA、熵和 relief 算法共同发现的 36 个特征。

通过 U 检验[51]，表 2.12 显示 36 个特征中具有小的 p 值的 13 个。

表 2.12 13 种重要生物标志物的 p 值

生物标志物	p 值
rs10046	0.0172
rs1256030	0.0004
rs6766387	0.0015
rs6983267	0.0000
年龄	0.0152
BMI	0.0019
体力活动	0.0030
情绪状态	0.0247
精神压力	0.0213
胆固醇	0.0000
在同一时间饮酒和吸烟	0.0000
蔬菜	0.0000
海鲜	0.0023

表 2.13 显示具有小 p 值的 13 个特征是重要的生物标志物。

表 2.13　相互探索的生物标志物

SNPS	rs10046, rs1256030, rs676387, 6983267
人口学特征	年龄、BMI、体力活动、情绪状态、精神压力、胆固醇
生活方式	在同一时间饮酒和吸烟
食品	蔬菜、海鲜

3. 回归结果

根据降维分析，选择 13 个生物标志物作为这四个生物数据集的分类器。接下来，使用 LR、SVM、KRLS、HELM 和 GKRMC 算法来构建基于这些选定分类器的癌症预测模型。

表 2.14 列出评估分类器"精确"的四种度量（准确度、灵敏度、特异度和精确度）指标。

表 2.14　分类度量指标定义

度量指标	公式	说明
灵敏度	$\dfrac{TP}{P}$	TP: 被模型预测为正的正样本数量 P: 正样本数量
特异度	$\dfrac{TN}{N}$	TN: 被模型预测为负的负样本数量 N: 负样本数量
精确度	$\dfrac{TP}{TP+FP}$	TP: 被模型预测为正的正样本数量 FP: 被模型预测为正的负样本数量
准确度	$\dfrac{TP+TN}{P+N}$	TP: 被模型预测为正的正样本数量 TN: 被模型预测为负的负样本数量 P: 正样本数量 N: 负样本数量

本实验拥有控制样本 1298 例，其中病例 369 例，对照样本 929 例。交叉验证[116]方法随机选择 75%的样本（973 个样本）作为训练数据集，其余的（325 个样本）用于数据集。由于交叉验证引入随机效应，必须重复实验 10 次。图 2.12 显示，与 KRLS 相比，GKRMC 始终具有最高的灵敏度、精确度和准确度以及更高的特异度。此外，表 2.15 列出每种算法的平均值和标准偏差。

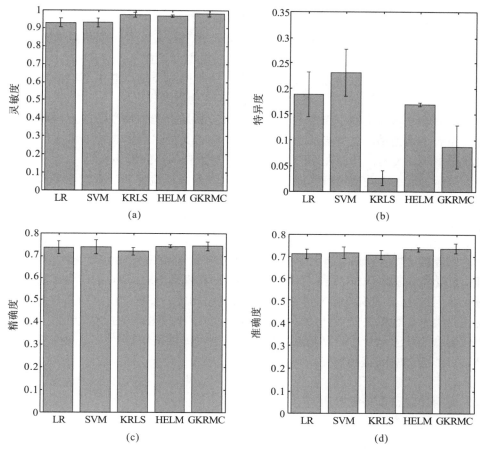

图 2.12 LR、SVM、KRLS、HELM 和 GKRMC 的预测性能。

表 2.15 互相探索的生物标志物

	LR	SVM	KRLS	HELM	GKRMC
灵敏度	0.9251 ±0.0256	0.9255 ±0.0233	0.9694 ±0.0137	0.9621 ±0.0066	0.9762 ±0.0175
特异度	0.1876 ±0.0437	0.2300 ±0.0459	0.0262 ±0.0145	0.1680 ±0.0033	0.0864 ±0.0408
精确度	0.7351 ±0.0288	0.7372 ±0.0315	0.7184 ±0.0170	0.7400 ±0.0066	0.7418 ±0.0197
准确度	0.7095 ±0.0217	0.7163 ±0.0258	0.7049 ±0.0213	0.7305 ±0.0087	0.7351 ±0.0230

4. 讨论和结论

大多数先前研究[117]认为遗传和环境因素以及它们之间的相互作用对于结直肠癌的发生起重要作用。但如何寻找结直肠癌发生的风险因素仍然是一个挑战。

本节使用 1298 个样本的大数据集对结直肠癌作进行对照研究，同时收集遗传、人口学特征、生活方式和食物摄取信息。此外，本书开发一种不仅可以探索结直肠癌患病风险因素，还可以尽早准确预测其发生的数学模型。

这些大数据集在生物分类阶段被分为四个不同的类别。潜在生物标志物由 4 个 SNP、6 个人口学特征、1 种生活方式和 2 种食物组成。

模型所选取的生物标志物是否合理取决于其是否在生物学功能上与结直肠癌有较强的因果关系。这些被验证的具有生物学意义的生物标志物，将被用来作为预测模型的分类器，从而在回归分析阶段预测结直肠癌的患病风险。

实际上，重点关注结直肠癌风险/保护因素的大量流行病学研究结果为各类与结直肠癌风险之间的关联提供了证据。对于遗传变异，在全基因组关联研究或基于候选基因的研究中，表 2.10 中列出的 4 种 SNP 中至少 2 种(rs10046，rs6983267)与结直肠癌风险显著相关[51, 118]。特别是，SNP rs6983267 是来自高加索、亚洲和非洲的患者患结直肠癌最显著的变异[119]。另外两个 SNP(rs1256030，rs676387)位于雌激素受体 β 基因(ESR2)和 17-羟基类固醇脱氢基因(HSD17B1)(均为雌激素代谢途径基因)，虽然没有直接支持它们与结直肠癌相关的证据，但它们都与癌症如肝癌和卵巢癌显著相关[120, 121]。此外，来自流行病学和代谢研究的大量证据支持雌激素代谢途径基因无疑在结直肠癌和其他癌症中发挥重要作用[122]，这意味着这两种 SNP 可能会影响结直肠癌发病率。

对于人口学特征因素，在以前的一系列研究中，几乎所有 6 个选择的因素都被发现为提高结直肠癌发病的因素[123, 124]。

在生活方式方面，饮酒和吸烟被证明是导致结直肠癌的两个重要风险因素[75, 124]。从剂量反应的角度上，饮酒不仅会增加结直肠癌的患病风险，而且大量的报道都证明结直肠癌风险与吸烟之间存在明显的正相关[125]。

在食物方面，广泛的流行病学和实验研究证实了它们与结直肠癌发病率有重要联系。例如，较高的蔬菜和海鲜消费量通常与相对较低的结直肠癌风险相关，因为它们的抗氧化营养素含量相对较高，如膳食纤维、维生素和长链不饱和脂肪酸[126-129]。相反，过量食用烟熏/盐腌/加工肉类与较高的结直肠肿瘤风险相关[129]。

总的来说，过去的实验结果证明[51, 119, 123, 125-127]本书发现的 13 种生物标志物可以作为回归分析的分类器。

众所周知，LR 和 SVM 在线性系统中表现较好，但在非线性和非高斯系统中的性能很差[130]。由于本书收集的是一些连续或离散的多元类型数据，所以更适用于非线性回归算法，而使用 KRLS 等经典非线性算法会受到异常值的影响。

为克服线性和常规非线性回归算法的缺点，本章提出了一种集成学习模型和广义核递归最大相关算法来提高模型的预测能力。接下来，分析 HELM 和 GKRMC 优于 LR、SVM 和 KRLS 算法的原因。

　　HELM 是一种集成学习算法，它通过集成线性和非线性分类器来对数据点进行分类。以往研究[131]认为弱分类器的多样性是集成算法的评估标准之一。HELM 包括线性(SVM 和逻辑回归)和非线性(KRLS)分类器，其性能如图 2.12 所示。

　　由于 GKRMC 的指数加权机制 $\left[G_{\alpha,\beta}(d_i - \Omega^{\mathrm{T}}\varphi_i) \right]$ ［式(2.23)］可以为误差较小的样本赋予更大的权重，而不会为样本误差较大样本赋予大权重，所以它比 KRLC 更为稳健。由于大数据集通常会存在相当多的异常数据[86, 132]，所以 GKRMC 可能获得较高的预测精度和较小的标准偏差(表 2.14)。基于其非线性回归的性质，GKRMC 的预测能力优于 LR、SVM 和 KRLS(图 2.12)。

　　总之，本章建立了一个结直肠癌风险预测模型来分析结直肠癌遗传变异与环境暴露信息等因素之间的关系。结果表明，所发现的遗传和环境相关因素对结直肠癌起重要作用，本书提出的 HELM 和 GKRMC 算法可以提高模型的预测能力。

　　然而，这只是预测结直肠癌肿瘤生长风险的第一步。如果考虑通路与环境相互作用等因素，可能找到更多影响结直肠癌的生物标志物 [133,134]。另外，只有少数几个标签 SNP 位于相对较少的基因中，导致在模型构建中没有考虑通路间的相互作用。另外，如何通过提高 GKRMC 的特异性来增加整个系统性能也是未来研究的重要课题。虽然未来工作会增加结直肠癌研究的复杂性，但作者相信如果与更多的实验数据(如 RNA 序列分析和建模技术[135-142])适当结合，会建立更强大的综合研究平台，从而提高人们对结直肠癌发生的理解和判断。

参 考 文 献

[1] Templeton A, Hofer S, Töpfer M, et al. Extraneural spread of glioblastoma--report of two cases. Onkologie, 2008, 31: 192-194.

[2] Aguado T, Carracedo A, Julien B, et al. Cannabinoids induce glioma stem-like cell differentiation and inhibit gliomagenesis. Journal of Biological Chemistry, 2007, 282: 6854-6862.

[3] Scott J N, Rewcastle N B, Brasher P M, et al. Which glioblastoma multiforme patient will become a long-term survivor? A population-based study. Annals of Neurology, 1999, 46: 183-188.

[4] Sasayama T, Mkondoh N. MicroRNA-10b is overexpressed in malignant glioma and associated with tumor invasive factors, uPAR and RhoC. International Journal of Cancer Journal International Du Cancer, 2009, 125: 1407-1413.

[5] Iwamoto F M, Abrey L E, Beal K, et al. Patterns of relapse and prognosis after bevacizumab failure in recurrent glioblastoma. Neurology, 2008, 73: 1239-1241.

[6] D'Amico A, Gabbani M, Dall'Oglio S, et al. Protracted administration of low doses of temozolomide (TMZ) in the treatment of relapse glioblastoma (GBM) enhances the antitumor activity of this agent. Asco Meeting, 2006: 810-813.

[7] Gladson C L, Prayson R A, Liu W M. The pathobiology of glioma tumors. Annual Review of Pathology, 2010, 5: 33-50.

[8] Liang Y, Diehn M, Watson N, et al. Gene Expression Profiling Reveals Molecularly and Clinically Distinct Subtypes of Glioblastoma Multiforme. Proceedings of the National Academy of Sciences of the United States of America, 2005, 102: 5814-5819.

[9] Dong S, Nutt C L, Betensky R A, et al. Histology-based expression profiling yields novel prognostic markers in human glioblastoma. Journal of Neuropathology & Experimental Neurology, 2005, 64: 948-955.

[10] Bertram J S. The molecular biology of cancer. Oxford: Blackwell Publishing, 2000.

[11] Richards S J. A handbook of parametric survival models for actuarial use. Scandinavian Actuarial Journal, 2012, 2012(4): 233-257.

[12] Cox D R. Regression Models and Life-Tables. New York: Springer, 1992.

[13] Crichton N. Cox proportional hazards model. Journal of Clinical Nursing, 2002, 11: 723.

[14] Tibshirani R J. Regression shrinkage and selection via the LASSO. J R Stat Soc B. Journal of the Royal Statistical Society, 1996, 58: 267-288.

[15] Tibshirani R. The lasso method for variable selection in the Cox model. Statistics in Medicine, 1997, 16: 385-395.

[16] Fan J, Yang F, Wu Y. High-dimensional variable selection for Cox's proportional hazards model. Statistics, 2010, 105: 205-217.

[17] Hong H G, Wang L, He X. A data‐driven approach to conditional screening of high‐dimensional variables. Stat., 2016, 5(1): 200-212.

[18] Nelander S, Wang W, Nilsson B, et al. Models from experiments: combinatorial drug perturbations of cancer cells. Molecular Systems Biology, 2008, 4: 216.

[19] Iadevaia S, Lu Y, Morales F C, et al. Identification of optimal drug combinations targeting cellular networks: integrating phospho-proteomics and computational network analysis. Cancer Research, 2010, 70: 6704-6714.

[20] Bhuvaneshwar K, Belouali A, Rao S, et al. Abstract 2604: The Georgetown Database of Cancer(G-DOC): A web-based data sharing platform for precision medicine. Cancer Reserch, 2017, 77(13): 2604.

[21] Zhao S D, Li Y. Principled sure independence screening for Cox models with ultra-high-dimensional covariates. Journal of Multivariate Analysis, 2012, 105: 397-411.

[22] Xie C, Mao X, Huang J, et al. KOBAS 2.0: a web server for annotation and identification of enriched pathways and diseases. Nucleic Acids Research, 2011, 39: 316-322.

[23] Marton M J, Derisi J L, Bennett H A, et al. Drug target validation and identification of secondary drug target effects using DNA microarrays. Tanpakushitsu Kakusan Koso Protein Nucleic Acid Enzyme, 2007, 52: 1808-1809.

[24] Behr M A, Wilson M A, Gill W P, et al. Comparative genomics of BCG vaccines by whole-genome DNA microarray. Science, 1999, 284: 1520-1523.

[25] He G P, Muise A, Li A W, et al. A eukaryotic transcriptional represser with carboxypeptidase activity. Nature, 1995, 378: 92-96.

[26] Ro H S, Kim S W, Wu D, et al. Gene structure and expression of the mouse adipocyte enhancer-binding protein. Gene, 2001, 280: 123-133.

[27] Zhang L, Reidy S P, Nicholson T E, et al. The role of AEBP1 in sex-specific diet-induced obesity. Molecular Medicine, 2005, 11: 39.

[28] Majdalawieh A, Zhang L, Ro H S. Adipocyte enhancer-binding protein-1 promotes macrophage inflammatory responsiveness by up-regulating NF-kappaB via IkappaBalpha negative regulation. Molecular Biology of the Cell, 2007, 18: 930-942.

[29] Ladha J, Sinha S, Bhat V, et al. Identification of genomic targets of transcription factor AEBP1 and its role in survival of glioma cells. Molecular Cancer Research Mcr, 2012, 10: 1039-1051.

[30] Yu T, Scully S, Yu Y, et al. Expression of GDNF family receptor components during development: implications in the mechanisms of interaction. Journal of Neuroscience the Official Journal of the Society for Neuroscience, 1998, 18: 4684-4696.

[31] Ku M C, Wolf S A, Respondek D, et al. GDNF mediates glioblastoma-induced microglia attraction but not astrogliosis. Acta Neuropathologica, 2013, 125: 609-620.

[32] Hoelzinger D B, Demuth T, Berens M E. Autocrine Factors That Sustain Glioma Invasion and Paracrine Biology in the Brain Microenvironment. Journal of the National Cancer Institute, 2007, 99: 1583-1593.

[33] Saletta F, Rahmanto Y S, Richardson D R. The translational regulator eIF3a: The tricky eIF3 subunit Biochimicaet Biophysica Acta（BBA）- Reviews on Cancer, 2010, 1806: 275-286.

[34] Yin J Y, Shen J, Dong Z Z, et al. Effect of eIF3a on response of lung cancer patients to platinum-based chemotherapy by regulating DNA repair. Clinical Cancer Research An Official Journal of the American Association for Cancer Research, 2011, 17: 4600-4609.

[35] Navani S. The human protein atlas. Journal of Obstetrics & Gynecology of India, 2011, 61: 27-31.

[36] Parajuli P, Mittal S. Role of IL-17 in Glioma Progression. J. Spine Neurosurg, 2014, Suppl 1: s1-004.

[37] Mclendon R, Friedman A, Bigner D, et al. Comprehensive genomic characterization defines human glioblastoma genes and core pathways. Nature, 2008, 455: 1061-1068.

[38] Akhavan D, Cloughesy T F, Mischel P S. mTOR signaling in glioblastoma: lessons learned from bench to bedside. Neuro-oncology, 2010, 12: 882-889.

[39] Jhanwaruniyal M, Labagnara M, Friedman M, et al. Glioblastoma: molecular pathways, stem cells and therapeutic targets. Cancers, 2015, 7: 538-555.

[40] Sami A, Karsy M. Targeting the PI3K/AKT/mTOR signaling pathway in glioblastoma: novel therapeutic agents and advances in understanding. Tumor Biology, 2013, 34: 1991-2002.

[41] Derynck R, Zhang Y E. Smad-dependent and Smad-independent pathways in TGF-beta family signaling. Nature, 2003, 425: 577-584.

[42] Seoane J, Le H V, Shen L, et al. Integration of smad and forkhead pathways in the control of neuroepithelial and glioblastoma cell proliferation. Cell, 2004, 117: 211-223.

[43] Ikushima H, Todo T, Ino Y, et al. Glioma-initiating cells retain their tumorigenicity through integration of the Sox axis and Oct4 protein. Journal of Biological Chemistry, 2011, 286: 41434-41441.

[44] Han J, Alvarezbreckenridge C A, Wang Q E, et al. TGF-β signaling and its targeting for glioma treatment. American Journal of Cancer Research, 2015, 5: 945-955.

[45] Roy L O, Poirier M B, Fortin D. Chloroquine inhibits the malignant phenotype of glioblastoma partially by suppressing TGF-beta. Investigational New Drugs, 2015, 33: 1020-1031.

[46] Bogdahn U, Hau P, Stockhammer G, et al. Targeted therapy for high-grade glioma with the TGF-β2 inhibitor trabedersen: results of a randomized and controlled phase IIb study. Neuro-oncology, 2011, 13: 132-142.

[47] Huez I, Créancier L, Audigier S, et al. Two independent internal ribosome entry sites are involved in translation initiation of vascular endothelial growth factor mRNA. Molecular & Cellular Biology, 1998, 18: 6178-6190.

[48] Stoneley M, Chappell S A, Jopling C L, et al. c-Myc protein synthesis is initiated from the internal ribosome entry segment during apoptosis. Molecular & Cellular Biology, 2000, 20: 1162-1169.

[49] Lang K J D, Kappel A, Goodall G J. Hypoxia-inducible factor-1α mRNA contains an internal ribosome entry site that allows efficient translation during normoxia and hypoxia. Molecular Biology of the Cell, 2002, 13: 1792-1801.

[50] Blau L, Knirsh R, Bendror I, et al. Aberrant expression of c-Jun in glioblastoma by internal ribosome entry site (IRES) -mediated translational activation. Proc Natl Acad Sci U S A, 2012, 109: 16770-16771.

[51] Bioconductor: open source software for bioinformatics. https://proteomicsnews.blogspot.com/2013/06/bioconductor-open-source-tools-for.html?m= 1 [2018-10-16].

[52] Miller F P, Vandome A F, Mcbrewster J. Inter-Allied Tribunal Attempt. Saarbrücken: Alphascript Publishing, 2010.

[53] Ritesh S, Keshab M. Survival analysis in clinical trials: Basics and must know areas. Perspectives in Clinical Research, 2011, 2: 145-148.

[54] Barut E, Fan J, Verhasselt A. Conditional sure independence screening. Journal of the American Statistical Association, 2016, 111: 1266.

[55] Myers S C, Jin L. R-squared around the world: new theory and new tests. Social Science Electronic Publishing, 2004, 79: 257-292.

[56] Kremers W K. Concordance for Survival Time Data: Fixed and Time-Dependent Covariates and Possible Ties in Predictor and Time. Mayo Foundation, 2007: 145990033.

[57] Simon N, Friedman J, Hastie T, et al. Regularization paths for Cox's proportional hazards model via coordinate descent. Journal of Statistical Software, 2011, 39: 1-13.

[58] Friedman J, Hastie T, Tibshirani R. Regularization paths for generalized linear models via coordinate descent. Journal of Statistical Software, 2010, 33: 1-22.

[59] Arafa M A, Waly M I, Sahar J, et al. Dietary and lifestyle characteristics of colorectal cancer in Jordan: a case-control study. Asian Pacific Journal of Cancer Prevention Apjcp, 2011, 12: 1931-1936.

[60] Center M M, Jemal A, Ward E. International trends in colorectal cancer incidence rates. Cancer epidemiology, biomarkers & prevention, 2009, 18: 1688-1694.

[61] Li M, Gu J. Changing patterns of colorectal cancer in China over a period of 20 years. World Journal of Gastroenterology, 2005, 11: 4685-4688.

[62] Liu S, Zheng R, Zhang M, et al. Incidence and mortality of colorectal cancer in China, 2011. Journal of Thoracic Disease, 2014, 5: 330–336.

[63] Parkin D M, Stiller C A, Nectoux J. International variations in the incidence of childhood bone tumours. Iarc Scientific Publications, 1993, 53: 371-376.

[64] Bray F, Towe L A, Siegel RL et al. Global cancer statistics, 2012. CA Cancer J Clin.2015, 65(2): 87-108.

[65] Zhao Y, Deng X, Wang Z, et al. Genetic polymorphisms of DNA repair genes XRCC1 and XRCC3 and risk of colorectal cancer in Chinese population. Asian Pacific Journal of Cancer Prevention Apjcp, 2012, 13: 665-669.

[66] He J, Chen W. Chinese cancer registry annual report 2012[M]. Beijing: Press of Military Medical Sciences, 2012.

[67] Markowitz S D, Bertagnolli M M. Molecular origins of cancer: Molecular basis of colorectal cancer. New England Journal of Medicine, 2009, 361: 2449-2460.

[68] Van E M, Derks S, Smits K M, et al. Colorectal cancer epigenetics: complex simplicity. Journal of Clinical Oncology Official Journal of the American Society of Clinical Oncology, 2011, 29: 1382-1391.

[69] Ghazarian A A, Simonds N I, Bennett K, et al. A review of NCI's extramural grant portfolio: identifying opportunities for future research in genes and environment in cancer. Cancer Epidemiology Biomarkers & Prevention, 2013, 22: 501-507.

[70] Kuipers E J, Grady W M, Lieberman D, et al. Colorectal cancer. Nature reviews Disease Primers, 2015, 1: 1-25.

[71] Brenner H, Kloor M, Pox C P. Colorectal cancer. Lancet, 2014, 383: 1490-1502.

[72] DeVita Jr V T, Rosenberg S A. Two hundred years of cancer research. New England Journal of Medicine, 2012, 366: 2207-2214.

[73] Kim J, Cho Y A, Kim D H, et al. Dietary intake of folate and alcohol, MTHFR C677T polymorphism, and colorectal cancer risk in Korea. American Journal of Clinical Nutrition, 2012, 95: 405-412.

[74] Wakai K, Hirose K, Matsuo K, et al. Dietary risk factors for colon and rectal cancers: a comparative case-control study. Journal of Epidemiology, 2006, 16: 125-135.

[75] Yang H, Zhou Y, Zhou Z, et al. A novel polymorphism rs1329149 of CYP2E1 and a known polymorphism rs671 of ALDH2 of alcohol metabolizing enzymes are associated with colorectal cancer in a southwestern Chinese population. Cancer Epidemiology Biomarkers & Prevention, 2009, 18: 2522-2527.

[76] Keitaro M, Takeshi S, Hidemi I, et al. Association between an 8q24 locus and the risk of colorectal cancer in Japanese. Bmc Cancer, 2009, 9: 379.

[77] Wu Y Z, Yang H, Zhang L, et al. Application of crossover analysis-logistic regression in the assessment of gene-environmental interactions for colorectal cancer. Asian Pacific Journal of Cancer Prevention Apjcp, 2012, 13: 2031-2037.

[78] Huang H, Chanda P, Alonso A, et al. Gene-based tests of association. Plos Genetics, 2011, 7: e1002177.

[79] Hahn L W, Ritchie M D, Moore J H. Multifactor dimensionality reduction software for detecting gene-gene and gene-environment interactions. Bioinformatics, 2003, 19: 376-382.

[80] Moore J H, Gilbert J C, Tsai C T, et al. A flexible computational framework for detecting, characterizing, and

interpreting statistical patterns of epistasis in genetic studies of human disease susceptibility. Journal of Theoretical Biology, 2006, 241: 252-261.

[81] Ritchie M D, Hahn L W, Roodi N, et al. Multifactor-dimensionality reduction reveals high-order interactions among estrogen-metabolism genes in sporadic breast cancer. American Journal of Human Genetics, 2001, 69: 138-147.

[82] Andrew A S, Nelson H H, Kelsey K T, et al. Concordance of multiple analytical approaches demonstrates a complex relationship between DNA repair gene SNPs, smoking and bladder cancer susceptibility. Carcinogenesis, 2006, 27: 1030-1037.

[83] Meredith W, Rutledge R, Fakhry S M, et al. The conundrum of the Glasgow Coma Scale in intubated patients: a linear regression prediction of the Glasgow verbal score from the Glasgow eye and motor scores. Journal of Trauma, 1998, 44: 844-845.

[84] Rutledge R, Lentz C W, Fakhry S, et al. Appropriate use of the Glasgow Coma Scale in intubated patients: a linear regression prediction of the Glasgow verbal score from the Glasgow eye and motor scores. Journal of Trauma, 1996, 41: 514-522.

[85] Zheng C, Xing L, Li T, et al. Developing a robust colorectal cancer (CRC) risk predictive model with the big genetic and environment related CRC data. IEEE International Conference on Bioinformatics and Biomedicine, 2017: 1885-1893.

[86] Mattmann C A. A vision for data science. Nature, 2013, 493: 473-475.

[87] Zhou Z Y, Takezaki TMo B Q, Sun H M, et al. Development of a semi-quantitative food frequency questionnaire to determine variation in nutrient intakes between urban and rural areas of Chongqing, China. Asia Pacific Journal of Clinical Nutrition, 2004, 13: 273-283.

[88] Thorisson G A, Smith A V, Krishnan L, et al. The International HapMap Project Web site. Genome Research, 2005, 15: 1592-1593.

[89] De l C O, Raska P. Population structure at different minor allele frequency levels. Bmc Proceedings, 2014, 8: 1-5.

[90] Barrett J C, Fry B, Maller J, et al. Haploview: analysis and visualization of LD and haplotype maps. Bioinformatics, 2005, 21: 263-265.

[91] Mulligan C J, Robin R W, Osier M V, et al. Allelic variation at alcohol metabolism genes（ADH1B, ADH1C, ALDH2）and alcohol dependence in an American Indian population. Human Genetics, 2003, 113: 325-336.

[92] Crousbou M, Rennert G, Cuadras D, et al. Polymorphisms in alcohol metabolism genes ADH1B and ALDH2, alcohol consumption and colorectal cancer. Plos One, 2013, 8: e80158.

[93] Kang T S, Woo S W, Park H J, et al. Comparison of genetic polymorphisms of CYP2E1, ADH2, and ALDH2 genes involved in alcohol metabolism in Koreans and four other ethnic groups. Journal of Clinical Pharmacy & Therapeutics, 2010, 34: 225-230.

[94] Abdi H, Williams L J. Principal component analysis. Wiley Interdisciplinary Reviews Computational Statistics, 2010, 2: 433-459.

[95] Jolliffe I T. Principal component analysis. Berlin: Springer, 2010.

[96] Wold S, Esbensen K, Geladi P. Principal component analysis. Chemometrics & Intelligent Laboratory Systems, 1987, 2: 37-52.

[97] Zou H, Hastie T, Tibshirani R. Sparse Principal Component Analysis. Journal of Computational & Graphical Statistics, 2012, 2007: 1-30.

[98] Cover T M, Thomas J A. Elements of information theory, second edition. Cognitive Science - A Multidisciplinary Journal, 2005, 3: 177-212.

[99] Shannon C E. A mathematical theory of communication: The bell system technical journal. Bell System Technical Journal, 1948, 27: 3-55.

[100] Zou Z H, Yun Y, Sun J N. Entropy method for determination of weight of evaluating indicators in fuzzy synthetic evaluation for water quality assessment. Journal of Environmental Sciences, 2006, 18: 1020-1023.

[101] Sun Y. Iterative RELIEF for feature weighting: algorithms, theories, and applications. IEEE Transactions on Pattern Analysis & Machine Intelligence, 2007, 29: 1035-1051.

[102] Engel Y, Mannor S, Meir R. The kernel recursive least-squares algorithm. IEEE Transactions on Signal Processing, 2004, 52: 2275-2285.

[103] Koh K, Kim S J, Boyd S. An interior-point method for large-scale l 1 -regularized logistic regression. Journal of Machine Learning Research, 2007, 8: 1519-1555.

[104] Pearce J, Ferrier S. Evaluating the predictive performance of habitat models developed using logistic regression. Ecological Modelling, 2000, 133: 225-245.

[105] Al-Anazi A, Gates I D. A support vector machine algorithm to classify lithofacies and model permeability in heterogeneous reservoirs. Engineering Geology, 2010, 114: 267-277.

[106] Dietterich T G. Machine learning research: four current directions. AI Magazine, 2000, 18: 97-136.

[107] Wu X, Kumar V, Quinlan J R, et al. Top 10 algorithms in data mining. Knowledge and Information Systems, 2008, 14: 1-37.

[108] Freund Y, Schapire R E. A Decision-Theoretic Generalization of On-Line Learning and an Application to Boosting. Berlin: Springer, 1995.

[109] Liu W, Pokharel P P, Principe J C. The kernel least-mean-square algorithm. IEEE Transactions on Signal Processing, 2008, 56: 543-554.

[110] Chen B, Zhao S, Zhu P, et al. Quantized kernel least mean square algorithm. Neural Networks & Learning Systems IEEE Transactions on, 2012, 23: 22-32.

[111] Chen B, Zhao S, Zhu P, et al. Quantized kernel recursive least squares algorithm. IEEE Transactions on Neural Networks & Learning Systems, 2013, 24: 1484-1491.

[112] Liu W, Principe J C, Haykin S. Kernel Adaptive Filtering: A Comprehensive Introduction. New York: John Wiley, 2010.

[113] Chen B, Xing L, Zhao H, et al. Generalized Correntropy for Robust Adaptive Filtering. IEEE Transaction on Signal Praessing, 2016, 64（13）: 3376-3387.

[114] Berlinet A, Thomas-Agnan C. Reproducing Kernel Hilbert Spaces in Probability and Statistics. New York: Springer, 2004.

[115] Orr M J L. Introduction to radial basis function networks. Internationale Zeitschrift Für Vitaminforschung. internătional Journal of Vitamin Research. Journal International De Vitaminologie, 1967, 37: 2797-2800.

[116] Kohavi R. A study of cross-validation and bootstrap for accuracy estimation and model selection. International Joint Conference on Artificial Intelligence, 1995: 1137-1143.

[117] Mahdi H, Fisher B A, Kallberg H, et al. Specific interaction between genotype, smoking and autoimmunity to citrullinated alpha-enolase in the etiology of rheumatoid arthritis. Nature Genetics, 2009, 41: 1319-1324.

[118] Cui R, Okada Y, Jang S G, et al. Common variant in 6q26-q27 is associated with distal colon cancer in an Asian population. Gut, 2011, 60: 799-805.

[119] Haiman C A, Le Marchand L, Jennifer Y, et al. A common genetic risk factor for colorectal and prostate cancer Nature Genetics, 2007, 39: 954-956.

[120] Lurie G, Wilkens L R, Thompson P J, et al. Genetic polymorphisms in the estrogen receptor beta (ESR2) gene and the risk of epithelial ovarian carcinoma. Cancer Causes & Control, 2009, 20: 47-55.

[121] Zhang L S, Yuan F, Guan X, et al. Association of genetic polymorphisms in HSD17B1, HSD17B2 and SHBG genes with hepatocellular carcinoma risk. Pathology & Oncology Research, 2014, 20: 661-666.

[122] Barzi A, Lenz A M, Labonte M J, et al. Molecular pathways: Estrogen pathway in colorectal cancer. Clinical Cancer Research An Official Journal of the American Association for Cancer Research, 2013, 19: 5842-5848.

[123] Robsahm T E, Aagnes B, Hjartåker A, et al. Body mass index, physical activity, and colorectal cancer by anatomical subsites: a systematic review and meta-analysis of cohort studies. European Journal of Cancer Prevention the Official Journal of the European Cancer Prevention Organisation, 2013, 22: 492-505.

[124] Zhou Z Y, Yang H, Cao J, et al. Dietary Risks: Folate, Alcohol and Gene Polymorphisms. Rijeka: INTECH Open Access Publisher, 2012.

[125] Raskov H, Pommergaard H C, Burcharth J, et al. Colorectal carcinogenesis-update and perspectives. World Journal of Gastroenterology, 2014, 20: 18151-18164.

[126] Mingyang S, Garrett W S, Chan A T. Nutrients, foods, and colorectal cancer prevention. Gastroenterology, 2015, 148: 1244-1260.

[127] Qiwen B, Jie Z, Jun L, et al. Association between consumption of fruits and vegetables and risk of colorectal adenoma: A PRISMA-compliant meta-analysis of observational studies. Medicine, 2015, 94:1599.

[128] Young S S. Re: Low-fat dietary pattern and cancer incidence in the Women's Health Initiative Dietary Modification Randomized Controlled Trial. Cancer Spectrum Knowledge Environment, 2008, 100: 284.

[129] Kantor E D, Lampe J W, Peters U, et al. Long-Chain omega-3 polyunsaturated fatty acid intake and risk of colorectal cancer. Nutrition & Cancer, 2014, 66: 716-727.

[130] Samorodnitsky G, Taqqu M S. Stable Non-Gaussian Random Processes: Stochastic Models With Infinite Variance. New York: Taylor and Francis Group, 1994.

[131] Yu S Y. Feature Selection and Classifier Ensembles: A Study on Hyperspectral Remote Sensing Data. Antwerp: The University of Antwerp, 2003.

[132] Subramaniam L V. Big Data and Veracity Challenges. http://www.isical.ac.in/~acmsc/TMW2014/LVS.pdf, 2018.

[133] Liu K Q. Identifying dysregulated pathways in cancers from pathway interaction networks. Bmc Bioinformatics, 2012, 13: 126.

[134] Visakh R, Abdul Nazeer K A. Identifying epigenetically dysregulated pathways from pathway-pathway interaction networks. Computers in Biology & Medicine, 2016, 76: 160-167.

[135] Jiang B, Dai W, Khaliq A, et al. Novel 3D GPU based numerical parallel diffusion algorithms in cylindrical coordinates for health care simulation. Mathematics & Computers in Simulation, 2015, 109: 1-19.

[136] Jiang B, Struthers A, Zhe S, et al. Employing graphics processing unit technology, alternating direction implicit method and domain decomposition to speed up the numerical diffusion solver for the biomedical engineering research. International Journal for Numerical Methods in Biomedical Engineering, 2011, 27: 1829-1849.

[137] Peng H, Peng T, Wen J, et al. Characterization of p38 MAPK isoforms for drug resistance study using systems biology approach. Bioinformatics, 2014, 30: 1899-1907.

[138] Xia Y, Yang C, Hu N, et al. Exploring the key genes and signaling transduction pathways related to the survival time of glioblastoma multiforme patients by a novel survival analysis model. Bmc Genomics, 2017, 18: 950.

[139] Zhang L, Jiang B, Wu Y, et al. Developing a multiscale, multi-resolution agent-based brain tumor model by graphics processing units. Theoretical Biology & Medical Modelling, 2011, 8: 46.

[140] Zhang L, Qiao M, Gao H, et al. Investigation of mechanism of bone regeneration in a porous biodegradable calcium phosphate (CaP) scaffold by a combination of a multi-scale agent-based model and experimental optimization/ validation. Nanoscale, 2016, 8: 14877-14887.

[141] Zhang L, Xue Y, Jiang B, et al. Multiscale agent-based modelling of ovarian cancer progression under the stimulation of the STAT 3 pathway. Int J Data Min Bioinform, 2014, 9: 235-253.

[142] Zhang L, Zhang S. Using game theory to investigate the epigenetic control mechanisms of embryo development: Comment on: Epigenetic game theory: How to compute the epigenetic control of maternal-to-zygotic transition" by Qian Wang et al. Physics of Life Reviews, 2017. 20: 140-142.

第 3 章 结合数据挖掘和模拟仿真的
多尺度混合模型

3.1 骨重建模拟仿真多尺度混合模型

在介绍了模拟仿真和数据挖掘模型后,本章介绍综合前述模型优势而建立的多尺度混合模型。数据挖掘模型通过对已有实验数据的统计分析,可以发现其潜在的模式和机理。由于生物研究的复杂性,当前的数据驱动模型被局限在单个层面上(分子、蛋白质或组织层)研究疾病(如肿瘤)的起因,很难将其应用于多细胞之间的相互竞争和交互,进而在细胞生长微环境和组织层面上预测疾病的发展。模拟仿真模型是把已知的疾病(如肿瘤)发展规则编入程序,通过运行该程序来探索新的疾病生长机理。虽然模拟仿真模型可以通过制定定性规则,在多个空间和时间尺度上模拟疾病的发展,但始终会因为关键模型参数的不确定性,而被看成"海市蜃楼"。为了融合数据挖掘和模拟仿真模型的优点,多尺度混合模型利用数据挖掘的发现作为建模的规律,使用仿真模型模拟生物体长远的发展变化。本章通过对骨重建的研究来详述该类模型的应用。

骨重建是一个复杂的生理过程,在相关的材料和边界条件下呈现非线性特征[1, 2]。外部环境与内部因素之间的相互作用形成破骨细胞和成骨细胞之间的动态平衡并影响骨重建过程[3]。由于在人类健康领域的重要性,骨重建在临床上得到了广泛研究。由于骨生长的微环境涉及各种复杂的生物物理过程,使用体内/体外骨重建实验来研究骨形成过程是非常昂贵的。为此本书使用与机械刺激下的相关实验设计相结合的数学模型来模拟多孔生物在可降解磷酸钙支架内的骨重建过程。本书通过把多个生长因子按已知浓度分层包入纳米球,并逐层载入多孔可生物降解的磷酸钙支架,从而获得相关的实验数据。使用这些实验数据来优化模型的关键参数,并验证模型的预测能力,从而可以预测在不同浓度的各个生长因子刺激下的骨质量变化。

自 21 世纪以来,许多生物材料科学家在不同研究领域进行了大量的骨重建研究,如破骨细胞与成骨细胞[3]、成骨分化[4]、骨机械刺激[5]、细胞力学[1]、骨细胞信号通路[6, 7]和骨生长因子[8]。例如,Sun 等[9]开发了一种多尺度数学模型,它不仅重建了三维骨再生系统,考查了孔径和孔隙率对骨形成的影响,还研究了生长因子与骨质量改变的关系。但它既没有考虑到机械刺激,也未使用实验设计来探索影响骨质量的生长因子的优先级。此外，虽然 Sandino 等[10]开发了一种基于晶格的机械平台来模拟血管生成条件下的组织分化，但他们既没有研究关键生长因子对骨形成的影响，也没有通过实验数据验证模型的预测能力。Sanz-Herrera 等[11]建立了一个骨组织再生的数学模型，可以研究与骨细胞相关的一组生理过程，如孔隙率、力学性质和渗透性，但它没有进行模型的参数和稳健性分析。

本书首次将机械刺激、数据挖掘算法和实验设计融入三维多尺度骨重建模型中[9, 12]，它不仅可以通过实验设计预测不同生长因子刺激下的骨量变化，还可以研究机械刺激对骨重建的影响。这项研究采用目前广泛使用的磷酸钙(CaP)支架，由于磷酸钙的生物相容性、可调节的降解率和优异的生物活性，它是目前骨修复的理想材料。实验结果表明，不仅机械刺激能够显著促进活性成骨细胞(OBa)、成骨前细胞(OBp)和间充质干细胞(mesenchymal stem cell，MSC)的生长，而且该模型对骨再生预测具有良好的预测精度和稳健性，本书通过实验设计揭示不同生长因子对骨再生的影响优先度。

3.2 骨重建模拟仿真多尺度混合模型的方法

本节开发三维多尺度骨生成模型，它具有四种生物和物理尺度，包括分子、细胞、支架和骨组织/血管(图 3.1)。它不仅采用一组反应扩散方程来描述多孔可生物降解的 CaP 支架释放的生长因子的扩散和通过血管系统的营养输送，而且还使

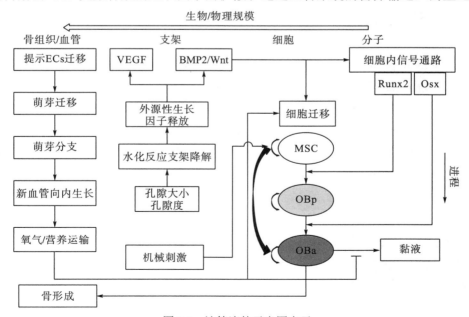

图 3.1 计算流的示意图表示

用基于试剂的模块[13]来模拟骨细胞机械刺激下的活动和相关的信号传导途径。在这里，可生物降解的 CaP 支架包含人类细胞（MSC、骨细胞和内皮细胞）和用于骨组织修复的生长因子。

图 3.1 显示了骨组织尺度上扩散的生长因子和运送的营养物质影响细胞信号通路，分子尺度上的信号通路决定细胞表型转换。同时，细胞表型转换可以重塑支架环境，并影响生长因子在支架和骨组织尺度上的扩散。

3.2.1　分子尺度：信号通路

Runx2 和 Osterix（OSX）是在成骨细胞分化和骨再生（参阅图 3.1，Sun 等[12]）过程中两个重要的转录因子。通过前面的研究报道[3]，它们的表达量可以被释放的生长因子（BMP 和 Wnt）调控。而相关生长因子被胞内蛋白或相关的转录因子（如 SMAD1/5（$S1$）、Smad2/3（$S2$）和 βCatenin）激活[14]。

我们之前的研究[12]详述了细胞内信号通路所涉及的分子调节机制［式（3.1）］。式（3.1）中的关键参数值列于参考文献[9]中。

$$\frac{\mathrm{d}[S1]}{\mathrm{d}t} = \frac{V_1 \cdot [\mathrm{BMP2}]}{K_1 \cdot [\mathrm{BMP2}]} \cdot ([\mathrm{Total}S1] - [S1]) - d_1 \cdot [S1] \tag{3.1}$$

磷酸化 SMAD1/5 $[S1]$ 浓度的变化取决于 BMP2 分子的浓度、磷酸化 SMAD1/5（$[\mathrm{Total}S1] - [S1]$）和去磷酸化。

$$\frac{\mathrm{d}[\beta\mathrm{Catenin}]}{\mathrm{d}t} = a - \left[\left(\frac{[\mathrm{Wnt}] + b}{c \cdot [\mathrm{Wnt}] + d} \right) \cdot \left(\frac{e}{e + [\beta\mathrm{Catenin}]} + f \right) \cdot [\beta\mathrm{Catenin}] \right] \tag{3.2}$$

式中，Wnt 和 βCatenin 蛋白浓度分别由[Wnt]和[βCatentin]表示。

$$\frac{\mathrm{d}[\mathrm{Runx2}]}{\mathrm{d}t} = \frac{V_1 \cdot [S1]}{K_1 + [S1]} + \frac{V_2 \cdot [S2]}{K_2 + [S2]} + \frac{V_6 \cdot [\beta\mathrm{Catenin}]}{K_6 + [\beta\mathrm{Catenin}]} - d_1 \cdot [\mathrm{Runx2}] \tag{3.3}$$

Runx2[15]是成骨细胞分化的关键转录因子。通过让 BMP2 结合 Samd1/5 和 Smad2/3（[$S2$]），以及让 Wnt 配体结合 βCatenin 和其他蛋白质，可以促进 Runx2 的表达和活性。Runx2 的浓度由[Runx 2]表示。

$$\frac{\mathrm{d}[\mathrm{Osx}]}{\mathrm{d}t} = \frac{V_7 \cdot [S1]}{K_7 + [S1]} + \frac{V_8 \cdot [\mathrm{Runx2}]}{K_8 + [\mathrm{Runx2}]} - d_5 \cdot [\mathrm{Osx}] \tag{3.4}$$

Osx[16]也是成骨细胞分化中的关键转录因子，处于 Runx2 和 Smad1/5 的下游。式（3.1）用来描述细胞内的信号通路。该通路被生长因子（BMP2、Wnt、Runx2、Osx）激活。这些生长因子来源于细胞支架并决定细胞表型转化。

3.2.2 细胞尺度：细胞活动

1. 迁移

MSC 和 OBp 沿着归一化后的生长因子浓度梯度移动。式(3.2)描述沿着第 i 个方向迁移的 MSC 和 OBp 的概率(P_i^{mig})。依据以往的研究[17]，OBa 被假定为不会移动。

$$P_i^{\text{mig}} \propto \left(\nabla G_i + \nabla O_2\right) \cdot \boldsymbol{l}_j, \quad i=1,2,3; \ j=1,2,\cdots,6 \tag{3.5}$$

式中，G_i 和 O_2 分别是生长因子(BMP2 和 Wnt 配体)和氧的浓度；$\boldsymbol{l}_j$ 是方向向量。细胞在三维网格中有六个移动方向。

2. 分化

激活的 Runx2 和 Osx 在成骨细胞谱系的不同阶段起着不同的作用。Runx2 和 Osx 可以促进 MSC 分化为 OBp，而 Runx2 可以抑制 OBp 分化为 OBa[14, 18]。MSC 分化为 OBp($P_{\text{MSC}\to\text{OBp}}^{\text{diff}}$)和 OBp 分化为 OBa($P_{\text{OBp}\to\text{OBa}}^{\text{diff}}$)的概率与激活 Runx2 和 Osx 的表达水平相关。本书使用 Hill 函数[3]［式(3.6)和式(3.7)］根据前面的研究[11]来模拟。

$$P_{\text{MSC}\to\text{OBp}}^{\text{diff}} = \left(\frac{V_{\text{D1,Runx2}} \cdot [\text{Runx2}]}{K_{\text{D1,Runx2}} + [\text{Runx2}]} + \frac{V_{\text{D1,Osx}} \cdot [\text{Osx}]}{K_{\text{D1,Osx}} + [\text{Osx}]}\right) \cdot P_{\text{MSC}\to\text{OBp}}^{\text{diff}} \tag{3.6}$$

$$P_{\text{OBp}\to\text{OBa}}^{\text{diff}} = \left(\frac{1}{1 + [\text{Runx2}]/K_{\text{D2,Runx2}}} + \frac{V_{\text{D2,Osx}} \cdot [\text{Osx}]}{K_{\text{D2,Osx}} + [\text{Osx}]}\right) \cdot P_{\text{OBp}\to\text{OBa}}^{\text{diff}} \tag{3.7}$$

式中，$P_{\text{MSC}\to\text{OBp}}^{\text{diff}}$ 和 $P_{\text{OBp}\to\text{OBa}}^{\text{diff}}$ 分别为 MSC 分化成 OBp 和 OBp 分化成 OBa 的基线概率。因为氧的浓度和应力[19]在 MSC 的分化中起主要作用，所以将其模型变化总结为以下规则(图 3.2)。

(1)如果 $0.1 < S < 0.53$ 且 O_2 大于 Thr^{O_2}，则成熟的 MSC 向 OBa 分化。

(2)如果 $0.53 < S < 1$ 且 O_2 大于 Thr^{O_2}，则成熟的 MSC 向 OBp 分化。

(3)否则，MSC 分化率的方向取决于式(3.3)和式(3.4)，其中 Thr^{O_2} 是氧(O_2)浓度的阈值。

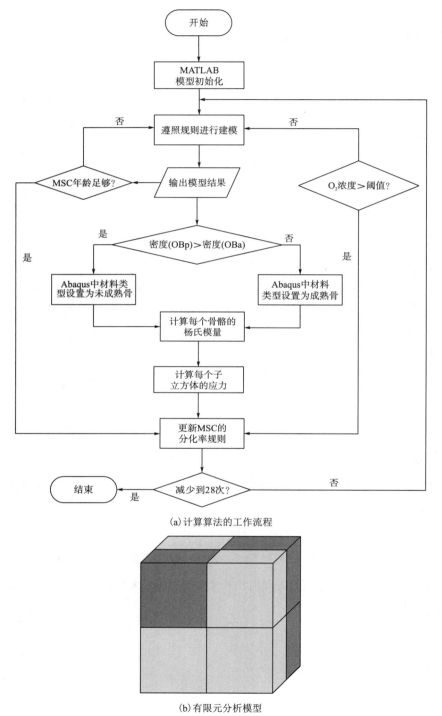

(a) 计算算法的工作流程

(b) 有限元分析模型

图 3.2　氧浓度的应力的计算方法与分析模型

3. 增殖

　　MSC、OBp 和 OBa 以不同的概率增殖（p^{pro}）。基于以往研究[20]，表 3.1 列出模型的重要参数值。

表 3.1　模型的重要参数值

符号	值	单位	描述	参考
$p^{diff}_{MSC \to OBp}$	0.3	day^{-1}	MSC 向 OBp 的分化率	[5, 10, 21]
$p^{diff}_{OBp \to OBa}$	0.3	day^{-1}	OBp 对 OBa 的微分率	[5, 10, 21]
$K_{D1,Runx2}$	500		Runx2 的调节系数 1	[12]
$K_{D1,Osx}$	4000		Osx 的调节系数 1	[12]
$V_{D1,Runx2}$	8000		关于 Runx2 的 Hill 调节因子 1	[12]
$V_{D1,Osx}$	4e4		关于 Osx 的 Hill 调节因子 1	[12]
$K_{D2,Runx2}$	0.8		Runx2 的调节系数 2	[12]
$K_{D2,Osx}$	100		Osx 的调节系数 2	[12]
p^{pro}	0.6	day^{-1}	MSC 和 OBp 的增殖速率	[5, 10, 21]
p^{apop}_{MSC}	0.05	day^{-1}	细胞凋亡率	[5, 10, 21]
p^{apop}_{OBp}	0.10	day^{-1}	OBp 的凋亡率	[5, 10, 21]
p^{apop}_{OBa}	0.16	day^{-1}	Oba 细胞凋亡率	[5, 10, 21]
ϕ	125		正常数	估算值
th_{Oxygen}	0.0015		细胞凋亡阈值	估算值
D_C	6.7e-8	cm^2/s	水分的扩散系数	[22]
k_C	0.15		水酸盐的降解速率	[23]
k_M	0.15		CaP 分子量的降解速率	[23]
D_{G_i}	1.55e-5	cm^2/s	生长因子在水中的扩散率	[24]
r_{G_i}	0.2		生长因子释放常数	估算值
u_{G_i}	10		成骨细胞细胞因子耗竭率	[25]
d_{G_i}	0.03	day^{-1}	细胞因子降解率	[25]
K_C	0.5		米氏常数	估算值

符号	值	单位	描述	参考
α	2600	$cm^2/(s\cdot M)$	趋化现象的系数	[20]
k_V	1.67×10^{-10}		阳性恒定控制趋化敏感性	[20]
D_N	8×10^{-5}	cm^2/s	氧的扩散系数	[20]
q_N	0.5		容器氧渗透率	[20]
N^{blood}	0.0025		成骨细胞细胞因子耗竭率	[20]
u_N	6.25×10^{-4}		细胞对氧气的吸收率	[20]

4. 细胞凋亡

由于高压氧会减弱细胞的凋亡[10]，式(3.8)被用来描述细胞凋亡率与氧浓度之间的关系。如果氧浓度低于阈值（Th_{oxygen}），成骨细胞会死亡。

$$P^{apop} = p_b^{apop} + \phi(O_2^{average} - O_2) \tag{3.8}$$

式中，p_b^{apop} 和 P^{apop} 分别是细胞凋亡基线概率和细胞凋亡概率；$O_2^{average}$ 是正常的氧气浓度；ϕ 是正常数[11]。

3.2.3　支架尺度：支架降解和生长因子释放

与作者以前的研究[12]相同，生长因子被封装成纳米球并逐层加载到可生物降解的多孔 CaP 支架中。植入有缺陷的骨组织后，CaP 可通过水化反应和网络破坏而降解。细胞外液体的扩散和 CaP 的分解由方(3.9)和式(3.10)描述。

$$\frac{\partial C}{\partial t} = D_C\nabla^2 C - k_C CM \tag{3.9}$$

$$\frac{\partial M}{\partial t} = -k_M CM \tag{3.10}$$

式中，C 和 M 分别是水浓度和 CaP 分子量；D_C 是水的扩散性；k_C 和 k_M 分别是水和 CaP 的降解率。

BMP2、Wnt 配体和 VEGF 从降解的 CaP 支架释放，并且在支架孔隙内不断扩散。这里，忽略细胞因子的旁分泌或自分泌作用，因为与由 CaP 支架释放的细胞因子相比，这些单个细胞分泌的细胞因子的浓度非常低。这些过程由式(3.11)描述[9]。

$$\frac{\partial G_i}{\partial t} = D_{G_i}\nabla^2 G_i + \chi_{scaffold}r_{G_i}\left(G_{i,max} - G_i\right)\frac{C}{C+K_C} - \chi_{osteo}u_{G_i} - d_{G_i}G_i \tag{3.11}$$

式中，D_{G_i} 是每种生长因子的扩散率；$G_{i,max}$ 是最初加载到支架中每种生长因子的最大浓度；r_{G_i} 是释放常数；u_{G_i} 是细胞因子消耗率；d_{G_i} 是降解率；K_C 是米氏常数。时间依赖性特征函数 $\chi_{scaffolld}(t,x)$ 在 CaP 基质中为 1，但在支架的孔隙中等于 0。如果成骨细胞存在于 x 处，$\chi_{osteo}(t,x)$ 等于 1，否则等于 0。在每个模拟步骤更新支架 $\chi_{scaffolld}$ 和 χ_{osteo}。

3.2.4 骨组织尺度：血管生成和氧运输

1. 血管生成

假设位于毛细血管萌芽末端个体内皮细胞的运动控制整个萌芽的运动，并且响应于 VEGF 梯度的趋化性引导内皮细胞在毛细血管萌芽尖端处的运动。式(3.12)定义内皮细胞迁移的可能性。

$$P_j \propto \alpha \frac{k_V}{k_V + v} \nabla V \cdot l_j, \quad j=1,2,\cdots,6 \tag{3.12}$$

式中，V 是 VEGF 的浓度；α 是趋化系数；k_V 是正值[26]。

2. 氧运输

式(3.13)描述如何通过新血管系统给细胞骨架孔隙中的成骨细胞供氧。

$$\frac{\partial O_2}{\partial t} = D_{O_2} \nabla^2 O_2 + \chi_{ves}(t,x) q_{O_2} \left(O_2^{blood} - O_2 \right) - \chi_{osteo}(t,x) u_{O_2} \tag{3.13}$$

式中，D_{O_2} 是氧扩散率；q_{O_2} 是氧的血管渗透性；O_2^{blood} 是血氧浓度；u_{O_2} 是细胞的氧摄取率。

3.2.5 建立 Abaqus 的计算模型[3]

研究多孔可生物降解的 CaP 支架[9]中骨再生的机制，必须从系统生物学角度考虑营养物质运输、生长因子、血管生成，以及机械刺激对骨再生过程的影响。使用生物降解材料修复骨组织支架，可以通过调节细胞因子的材料特性来释放细胞因子，从而间接影响机械刺激。机械刺激比较复杂，本节将成熟机械刺激[11]模块整合到模型中以探索骨再生的机制。

支架的组织形成和血管形成的时间过程被模拟成一个迭代过程［图 3.2(a)］。图 3.2(b) 展示了每次计算时子立方体的单元数量。由 OBps (Density$_p$) 和 OBas (Density$_a$) 构成的未成熟和成熟骨的密度分别由式(3.14)和式(3.15)描述。

$$Density_p = \frac{N_{OBp}}{V_{sc}} \tag{3.14}$$

$$Density_a = \frac{N_{OBa}}{V_{sc}} \tag{3.15}$$

式中，N_{OBp} 和 N_{OBa} 分别是 OBp 和 OBa 的数量；V_{sc} 是子立方体的体积。每个小立方体［图 3.2(b)］的应力计算如下所示。

（1）对于每个子立方体，如果 Density_p 大于 Density_a，则将此子立方体的材质类型设置为未成熟骨骼，否则为成熟骨骼。

（2）式(3.16)和式(3.17)被用来分别计算未成熟骨和成熟骨的杨氏模量[3]。

$$E = \text{Density}_p \times S_p \tag{3.16}$$

$$E = \text{Density}_a \times S_a \tag{3.17}$$

式中，S_p 和 S_a 分别是未成熟骨和成熟骨的声音传播速度。

（3）每个子立方体的应力(S)可以通过式(3.18)计算。

$$S = E \times D \tag{3.18}$$

式中，D 是子立方体的应力[3]。

3.2.6　模型培养和测试

本节通过使用实验数据(表 3.2)和数据挖掘算法来优化关键参数并估计模型的预测能力。在第 1 天和第 4 天分别用 BMP2 和 Wnt 处理 MSC 后，在指定的时间获得相关实验数据。碱性磷酸酶(alka line phosphatase，ALP)和双链 DNA(DsDNA)是用来定量 MSC 向 OBp 的早期分化率和总细胞数量的两个关键生物标志物。

表 3.2　实验数据

Day	ALP		DsDNA	
	Mean	SD	Mean	SD
1	8.643728	0.499756	0.138832	0.005635
3	160.7598	7.218334	0.348147	0.017524
7	74.13583	6.928568	0.361439	0.031959
10	73.31991	10.62254	0.491355	0.067455

粒子群优化(particle swarm optimization，PSO)算法[27]用于训练模型的两个关键参数(Thr^{O_2} 和 V_i)，式(3.19)将仿真数据与实验数据进行拟合。Thr^{O_2} 和 V_i 分别确定材料中的氧气浓度和声音传播速度。

$$\Theta^* = \arg\min \sum_{i=1}^{N} \sum_{j=1}^{T} \omega \left[X_i^{sim}(t_j, \Theta) - X_i^{exp}(t_j) \right]^2 \tag{3.19}$$

式中，$\omega_i = 1 / \left[\max_j X_i^{exp}(t_j) \right]^2$；$N$ 和 T 分别是小格点的数量和时间点；$X_i^{sim}(t_j, \Theta)$ 和 $X_i^{exp}(t_j)$ 分别是模拟和实验每个时间步的单元数。

式 (3.20) 计算测试模型预测精度的平均相对误差 (average relative error, ARE)[17, 28, 29]：

$$ARE = \sum_{i=1}^{R} \frac{|Est\theta_i - L\theta|}{R \times |L\theta|} \times 100\% \qquad (3.20)$$

式中，R 是模拟的重复数；$Est\theta_i$ 和 $L\theta$ 分别是模拟和实验结果。

3.3 骨重建模拟仿真多尺度混合模型的结果

本节首先在建立多孔可生物降解的 CaP 支架内的 3D 骨再生系统后，研究机械刺激、血管生成和骨形成的效应；其次比较有机械刺激和无机械刺激时骨量的变化；最后使用实验数据优化模型的关键参数，使用测试数据来验证模型的预测能力，并通过灵敏度分析来检验模型的稳健性。

3.3.1 三维血管化骨再生模拟

基于之前的研究[9]，本节重建三维多孔式 CaP 支架内的血管化骨再生系统。该系统包括支架退化过程[式 (3.9) 和式 (3.10)]、外源性生长因子释放过程[式 (3.11)]，血管生成过程[式 (3.12)]、MSC 分化过程[式 (3.6) 和式 (3.7)]，以及随时间变化时支架孔中的细胞生长。

这项研究将机械刺激模块纳入拥有多孔生物可降解的 CaP 支架的 3D 骨再生模型[9]中，以研究机械刺激对骨再生的影响。因为 MSC 分化的动力会导致 OB 的变化[式 (3.6)]，所以它与骨量直接相关。图 3.3 显示机械刺激下骨再生过程的 2D 和 3D 模拟。在第 10 天，血管稀少并散落在多孔 CaP 支架表面[图 3.3 (a) 和图 3.3 (d)]；在第 20 天，新形成的血管进入支架周边的孔隙中，开始分枝成树状[图 3.3 (b) 和图 3.3 (e)]。在第 28 天，在支架的外周孔内观察到分支脉管系统，并且一些血管已经进入支架中心的孔中[图 3.3 (c) 和图 3.3 (f)]。

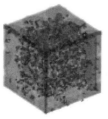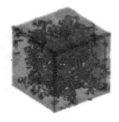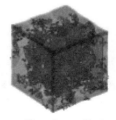

(a) 第10天，3D模型　　(b) 第20天，3D模型　　(c) 第28天，3D模型

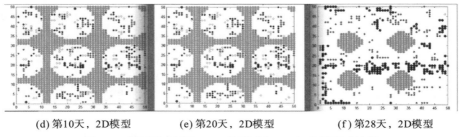

(d) 第10天，2D模型　　　(e) 第20天，2D模型　　　(f) 第28天，2D模型

图3.3　在不同时间段，3D骨形成和2D切片骨形成情况

图3.4 显示在多孔可生物降解的 CaP 支架内的机械刺激下或无刺激下的各种细胞数量随时间的动态变化。不管机械刺激如何，（MSC、OBa 和 OBp）细胞数量的变化趋势都是相似的。但图 3.4(a)、图 3.4(b) 和图 3.4(c) 证明，机械刺激将在 28 天后显著增加这三种细胞的细胞数量，尤其是 OBa。MSC、OBa 和 OBp 数量在开始增加，在不同时间达到高峰后逐渐减少。例如，MSC 在第 3 天左右达到峰值[图 3.4(a)]，OBa 在第 7 天达到峰值［图 3.4(b)］，OBp 在第 14 天达到峰值［图 3.4(c)］。

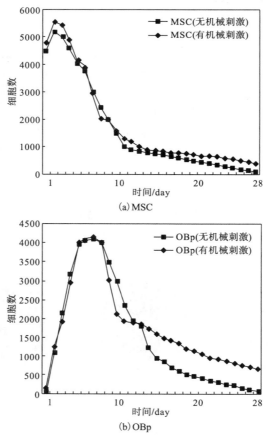

(a) MSC

(b) OBp

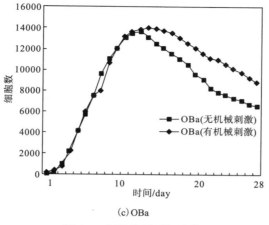

图 3.4 细胞数随时间变化

3.3.2 模型的训练和测试

PSO 算法[30]被用来训练关键参数。本节重复五次细化步骤以获得最优和稳定的结果。图 3.5 显示模型经过参数训练之后，训练和测试结果之间的相似性。本节在表 3.3 中定义模型训练和测试所需的重要变量和公式，并在表 3.4 中列出相关结果。

在训练过程中，通过将模拟数据（$CS_1^{\text{MSC}\rightarrow\text{OBp}}$ 和 $CS_2^{\text{MSC}\rightarrow\text{OBp}}$）与实验数据（$CE_1^{\text{MSC}\rightarrow\text{OBp}}$ 和 $CE_2^{\text{MSC}\rightarrow\text{OBp}}$）进行拟合来优化模型的关键参数。在测试过程中，通过使用三个时间点的实验数据作为训练数据集（$CS_2^{\text{MSC}\rightarrow\text{OBp}}$ 和 $CS_3^{\text{MSC}\rightarrow\text{OBp}}$），采用留一法交叉验证（leave one out cross validation，LOOCV）[31]算法验证模型的预测能力，用于模型优化的关键参数和实验数据的剩余时间点作为测试数据集（$CE_2^{\text{MSC}\rightarrow\text{OBp}}$ 和 $CE_3^{\text{MSC}\rightarrow\text{OBp}}$）来检验模型的预测精度 [式（3.20）]。本节相对误差（relative error，RE）用来衡量预测准确度。

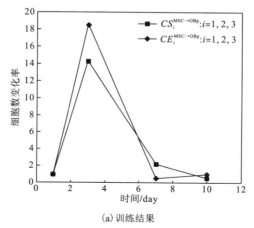

（a）训练结果

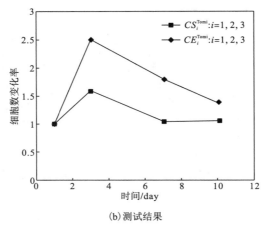

(b) 测试结果

图 3.5 训练和测试结果

$$\mathrm{RE} = \frac{\chi_i^{\sin}\left(t_j, \theta\right) - \chi_i^{\exp}\left(t_j\right)}{\chi_i^{\exp}\left(t_j\right)} \tag{3.21}$$

本节用式 (3.21) 计算模型的平均预测能力和标准差分别为 62.21% 和 0.0190。表 3.3 是模型中用于检验的部分参数定义。表 3.4 是实验与仿真结果比较。

表 3.3 模型中用于检验的部分参数定义

参数定义	描述
$CS_1^{\mathrm{MSC}\to\mathrm{OBp}} = \dfrac{SN_3^{\mathrm{MSC}\to\mathrm{OBp}} - SN_1^{\mathrm{MSC}\to\mathrm{OBp}}}{SN_1^{\mathrm{MSC}\to\mathrm{OBp}}}$	$CS_1^{\mathrm{MSC}\to\mathrm{OBp}}$ 是模拟中 1~3 天内 MSC 向 OBp 分化的变化率
$CS_2^{\mathrm{MSC}\to\mathrm{OBp}} = \dfrac{SN_7^{\mathrm{MSC}\to\mathrm{OBp}} - SN_3^{\mathrm{MSC}\to\mathrm{OBp}}}{SN_3^{\mathrm{MSC}\to\mathrm{OBp}}}$	$CS_2^{\mathrm{MSC}\to\mathrm{OBp}}$ 是模拟中 3~7 天内 MSC 向 OBp 分化的变化率
$CS_3^{\mathrm{MSC}\to\mathrm{OBp}} = \dfrac{SN_{10}^{\mathrm{MSC}\to\mathrm{OBp}} - SN_7^{\mathrm{MSC}\to\mathrm{OBp}}}{SN_7^{\mathrm{MSC}\to\mathrm{OBp}}}$	$CS_3^{\mathrm{MSC}\to\mathrm{OBp}}$ 是模拟中 7~10 天内 MSC 向 OBp 分化的变化率
$CE_1^{\mathrm{MSC}\to\mathrm{OBp}} = \dfrac{EN_3^{\mathrm{MSC}\to\mathrm{OBp}} - EN_1^{\mathrm{MSC}\to\mathrm{OBp}}}{EN_1^{\mathrm{MSC}\to\mathrm{OBp}}}$	$CE_1^{\mathrm{MSC}\to\mathrm{OBp}}$ 是实验中 1~3 天内 MSC 向 OBp 分化的变化率
$CE_2^{\mathrm{MSC}\to\mathrm{OBp}} = \dfrac{EN_7^{\mathrm{MSC}\to\mathrm{OBp}} - EN_3^{\mathrm{MSC}\to\mathrm{OBp}}}{EN_3^{\mathrm{MSC}\to\mathrm{OBp}}}$	$CE_2^{\mathrm{MSC}\to\mathrm{OBp}}$ 是实验中 3~7 天内 MSC 向 OBp 分化的变化率
$CE_3^{\mathrm{MSC}\to\mathrm{OBp}} = \dfrac{EN_{10}^{\mathrm{MSC}\to\mathrm{OBp}} - EN_7^{\mathrm{MSC}\to\mathrm{OBp}}}{EN_7^{\mathrm{MSC}\to\mathrm{OBp}}}$	$CE_3^{\mathrm{MSC}\to\mathrm{OBp}}$ 是实验中 7~10 天内 MSC 向 OBp 分化的变化率
$CS_1^{\mathrm{Total}} = \dfrac{SN_3^{\mathrm{Total}} - SN_1^{\mathrm{Total}}}{SN_1^{\mathrm{Total}}}$	CS_1^{Total} 为模拟中 1~3 天总细胞数变化率
$CS_2^{\mathrm{Total}} = \dfrac{SN_7^{\mathrm{Total}} - SN_3^{\mathrm{Total}}}{SN_3^{\mathrm{Total}}}$	CS_2^{Total} 为模拟中 3~7 天总细胞数变化率

续表

参数定义	描述
$CS_3^{\text{Total}} = \dfrac{SN_{10}^{\text{Total}} - SN_7^{\text{Total}}}{SN_7^{\text{Total}}}$	CS_3^{Total} 为模拟中 7～10 天总细胞数变化率
$CE_1^{\text{Total}} = \dfrac{EN_3^{\text{Total}} - EN_1^{\text{Total}}}{EN_1^{\text{Total}}}$	CE_1^{Total} 为实验中 1～3 天总细胞数变化率
$CE_2^{\text{Total}} = \dfrac{EN_7^{\text{Total}} - EN_3^{\text{Total}}}{EN_3^{\text{Total}}}$	CE_2^{Total} 为实验中 3～7 天总细胞数变化率
$CE_3^{\text{Total}} = \dfrac{EN_{10}^{\text{Total}} - EN_7^{\text{Total}}}{EN_7^{\text{Total}}}$	CE_3^{Total} 为实验中 7～10 天总细胞数变化率

表 3.4　实验与仿真结果比较

MSC 分化为 OBP						细胞总数	
$CS_1^{\text{MSC}\rightarrow\text{OBp}}$	14.250	$CS_1^{\text{MSC}\rightarrow\text{OBp}}$	14.250	$CS_1^{\text{MSC}\rightarrow\text{OBp}}$	14.250	$CS_1^{\text{MSC}\rightarrow\text{OBp}}$	14.250
$CS_2^{\text{MSC}\rightarrow\text{OBp}}$	2.202786	$CS_2^{\text{MSC}\rightarrow\text{OBp}}$	2.202786	$CS_2^{\text{MSC}\rightarrow\text{OBp}}$	2.202786	$CS_2^{\text{MSC}\rightarrow\text{OBp}}$	2.202786
$CS_3^{\text{MSC}\rightarrow\text{OBp}}$	0.498009	$CS_3^{\text{MSC}\rightarrow\text{OBp}}$	0.498009	$CS_3^{\text{MSC}\rightarrow\text{OBp}}$	0.498009	$CS_3^{\text{MSC}\rightarrow\text{OBp}}$	0.498009

3.3.3　模型中的参数敏感性分析

敏感性分析[17]被用来评估参数对模型的影响。表 3.5 中的每个参数值都在指定范围[17]中单独变化约 10 倍，同时保持其他参数的值不变。表 3.6 以每个参数的 p 值大小列出 Spearman 相关性[32]。此外，表 3.6 显示参数 (V_6、K_6、d_1、S_p、S_a) 对 OBp 敏感，参数 (V_6、d_1、V_8、d_s、S_p、S_a) 对 OBa 敏感，参数 (S_p 和 S_a) 对 MSC 敏感。

表 3.5　通过模型估计的关键参数

符号	数值	单位	描述
V_1	1.9608	nM/hr	BMP2[9]对 Smad1/5 的最大活化速度
K_1	33.7255	nM	BMP2[9]对 Smad1/5 的米凯利斯活化系数
d_1	1.0000	hr^{-1}	Smad1/5[9]的磷酸化衰变率
V_2	40.0000	nM/hr	对 Smad2/3 的最大活化速度
K_2	10.0000	nM	TGFβ[8]对 Smad2/3 的米凯利斯活化系数
d_2	0.1961	hr^{-1}	Smad2/3[8]的磷酸化衰变率
V_4	0.8198	nM/hr	Smad1/5[8]对 Runx2 的最大活化速度
K_4	93.4510	nM	Smad1/5[8]对 Runx2 的米凯利斯活化系数

符号	数值	单位	描述
V_5	0.8786	nM/hr	Smad2/3[8]对 Runx2 的最大活化速度
K_5	9.8039	nM	Smad2/3[8]对 Runx2 的米凯利斯活化系数
V_6	9.8039	nM/hr	βCatenin[8]对 Runx2 的最大活化速度
K_6	590.5882	nM	βCatenin[8]对 Runx2 的米凯利斯活化系数
d_1	36.8634	hr^{-1}	Runx2[12]的降解速率
V_7	0.0519	nM/hr	Smad1/5[12]对 Osx 的最大活化速度
K_7	984.3137	nM	Smad1/5[12]对 Osx 的米凯利斯活化系数
V_8	0.0392	nM/hr	Runx2[12]对 Osx 的最大活化速度
K_8	139.2157	nM	Runx2[12]对 Osx 的米凯利斯活化系数
d_s	0.0224	hr^{-1}	Osx[12]的降解速率
S_p	450.0000	m/s	在未成熟骨中的声速
S_a	720.0000	m/s	在成熟骨中的声速

表 3.6　细胞信号通路内的关键参数

参数	间充质干细胞		前成骨细胞		活性成骨细胞	
	Spearman p	p-value	Spearman p	p-value	Spearman p	p-value
V_6	0.6512	0.7985	0.5201	5.2047×10^{-3}	0.3719	1.5261×10^{-3}
V_2	0.1839	2.4592	0.1459	3.6012	-0.3596	6.1427
K_6	0.4116	0.8583	0.5206	2.3935×10^{-2}	0.1216	0.0003
K_2	-0.7195	3.0152	0.7633	4.9112	0.1769	3.5903
d_1	0.3552	0.7985	-0.0178	7.561×10^{-5}	0.3819	4.7219×10^{-5}
d_2	-0.1268	0.8916	0.3145	1.3927	0.1181	0.9265
V_8	0.9816	5.3071	0.9761	6.3275	0.8995	1.6231×10^{-6}
d_s	0.5545	2.7046	0.5103	1.091	0.6534	3.1659×10^{-4}
S_p	0.8912	0.0152	0.4169	3.5916×10^{-3}	0.6051	2.6719×10^{-3}
S_a	0.9609	0.0429	0.9872	5.6201×10^{-3}	0.9910	1.9602×10^{-3}

3.3.4　生长因子对骨形成的重要影响

因为使用正交实验设计[33]可以减少实验次数，所以这里采用正交试验表

L9(34)[34, 35]来研究单一生长因子或这些生长因子(VEGF、BMP2 和 Wnt)的组合主要促进骨的形成。因此，三个主要生长因子(BMP2、VEGF 和 Wnt)被设定为实验设计的实验因素(表 3.7 第 2～4 列)。按实验设计原则[34, 35]，设置三个水平：高(10)、中(5)和低(0)。因为骨量的增长速率与 OBa 的数量成正比，OBa 的累积数量[36]被用来表示指定时间的骨质量(表 3.7 中第 5 列和第 6 列)。

表 3.7 显示机械刺激下 OBa 的数量大于未受到机械刺激的 OBa 的数量。表 3.7 和表 3.8[34, 36]证明实验因素的最佳组合总是 BMP2(中等)、VEGF(中等)和 Wnt(高)，并且不管机械刺激如何，生长因子的优先顺序(BMP2> VEGF> Wnt)在统计学上都是显著的。

表 3.7　正交试验数据

因素	Wnt 剂量	BMP2 剂量	VEGF 剂量	OBa 数	OBa 数
	A	B	C	无机械刺激	有机械刺激
1	0	0	0	1791	2397
2	0	5	5	13714	15156
3	0	10	10	13679	14815
4	5	0	5	2535	2918
5	5	5	10	14156	16156
6	5	10	0	13310	14167
7	10	0	10	2486	2769
8	10	5	0	13131	13982
9	10	10	5	13773	14107

表 3.8　方差分析

K 值	无机械刺激			有机械刺激		
K_1	29184	6812	28232	32368	8084	30546
K_2	30001	41001	30022	33241	45294	32181
K_3	28390	40762	30321	30858	43089	33740
$k_1=(K_1/3)$	9728	2270.6	9410.7	10789.3	2694.7	10182
$k_2=(K_2/3)$	10000.3	13667	10007.3	11080.3	15098	10727
$k_3=(K_3/3)$	9463.3	13596.3	10107	10286	14363	11246.7
范围	537	11396.4	2089	796.3	11403.3	1064.7
最优结果	A_2	B_2	C_3	A_2	B_2	C_3

3.4　骨重建模拟仿真多尺度混合模型的讨论

本章考虑了血管生成对骨生长的影响[10]。图 3.3(a)～图 3.3(c)显示血管生成可促进 VEGF 在多孔可生物降解的 CaP 支架的中心而不是在表面积聚，因为预防多孔

可生物降解的 CaP 支架壁的阻挡作用，新血管在多孔可生物降解的 CaP 支架的中心
而不是表面生长。这些现象意味着血管在松散结构支架中比在致密结构中发展得更
快，在支架中更均匀的 VEGF 分布会促进血管生长。图 3.3（d）显示多孔可生物降解
的 CaP 支架在初始时是具有孔状结构的，图 3.3（e）和图 3.3（f）显示多孔可生物降解
的 CaP 支架随着时间推移会逐渐进入骨中心。这些现象证明作者的预期：磷酸钙制
成的支架在骨再生期间被水解。根据先前的研究报道[9]，由于机械刺激会导致更多
的 MSC 分化为 OBa 和 OBp，所以会增加骨密度并最终改变材料特性。图 3.4 表明
机械刺激下三种细胞（MSC、OBp 和 OBa）的数量显著大于无机械刺激下的数量且有
几乎相似的动态趋势，所以机械刺激对骨再生有影响。此外，因为机械刺激显著改
变 MSC 向 OBa 或 OBa 的分化率［图 3.2（a）］，所以 MSC、OBp 和 OBa 的数量在
第 10 天左右出现趋势减缓（图 3.4）。在完成模型训练（图 3.4）、测试（图 3.5）和敏感
分析（表 3.6）之后，该模型足够稳定并可以相当准确地预测骨再生过程。表 3.6 中的
p 值表明确定 Runx2 表达的参数（V_6 和 d_1）与 OBp 和 Oba 相关，同时确定 Osx 表达
的参数（V_8 和 d_s）与 Oba 显著相关。这些结果证明 Runx2 促进 MSC 分化为 OBp、抑
制 OBp 向 OBa 的分化[37]以及 Osx 将通过细胞信号通路促进 OBa[3]。

　　最后，采用实验设计研究 BMP2 和 Wnt 等关键生长因子对骨再生的影响。通过
比较在机械刺激下或无机械刺激下的 OBa 数量［表 3.4（1）和 3.4（2）］，认为机械刺
激与骨再生正相关。此外表 3.8 显示关键生长因子的影响优先级与机械刺激无关。该
模型不仅可以通过实验数据[38]和数据挖掘算法[39]预测血管骨再生，还可以采用实验设
计[40]来研究哪些生长因子在多孔可生物降解的 CaP 支架内的机械刺激下的骨再生起
重要作用。然而，它没有考虑顺序药物递送的影响，也没有使用实验数据来优化相关
信号通路的关键参数。因此，本章将开发相关的生物学实验和数学模型来研究可能的
细胞因子组合，最佳药物剂量和多孔可生物降解的 CaP 支架内药物的递送顺序。

参 考 文 献

[1] El-Ghannam A. Bone reconstruction: from bioceramics to tissue engineering. Expert Rev. Med. Devices, 2005, 2: 87-101.

[2] Burg K J, Porter S, Kellam J F. Biomaterial developments for bone tissue engineering. Biomaterials, 2000, 21: 2347-2359.

[3] Lemaire V, Tobin F L, Greller L D, et al. Modeling the interactions between osteoblast and osteoclast activities in bone remodeling. Journal of Theoretical Biology, 2004, 229: 293-309.

[4] Jaiswal N, Haynesworth S E, Caplan A I, et al. Osteogenic differentiation of purified, culture-expanded human mesenchymal stem cells in vitro. Journal of Cellular Biochemistry, 1997, 64: 295-312.

[5] Checa S, Prendergast P J. Effect of cell seeding and mechanical loading on vascularization and tissue formation inside a scaffold: A mechano-biological model using a lattice approach to simulate cell activity. Journal of Biomechanics,

2010, 43: 961-968.

[6] Miller F P, Vandome A F, Mc Brewster J. Cell Signaling. Saarbrücken: Alphascript Publishing, 2010.

[7] Kholodenko B N. Cell-signaling dynamics in time and space. Nature Reviews Molecular Cell Biology, 2006, 7:165-176.

[8] Schilephake H. Bone growth factors in maxillofacial skeletal reconstruction. International Journal of Oral & Maxillofacial Surgery, 2002, 31: 469-484.

[9] Sun X, Kang Y, Bao J, et al. Modeling vascularized bone regeneration within a porous biodegradable CaP scaffold loaded with growth factors. Biomaterials, 2013, 34: 4971-4981.

[10] Sandino C, Checa S, Prendergast P J, et al. Simulation of angiogenesis and cell differentiation in a CaP scaffold subjected to compressive strains using a lattice modeling approach. Biomaterials, 2010, 31: 2446-2452.

[11] Sanz-Herrera J A, Garcia-Aznar J M, Doblare M. A mathematical model for bone tissue regeneration inside a specific type of scaffold. Biomech Model Mechanobiol, 2008, 7: 355-366.

[12] Sun X, Su J, Bao J, et al. Cytokine combination therapy prediction for bone remodeling in tissue engineering based on the intracellular signaling pathway. Biomaterials, 2012, 33: 8265-8276.

[13] Bonabeau E. Agent-based modeling: methods and techniques for simulating human systems. Proc Natl Acad Sci U S A, 2002, 99: 7280-7287.

[14] Gordeladze J O, Reseland J E, Duroux-Richard I, et al. From stem cells to bone: phenotype acquisition, stabilization, and tissue engineering in animal models. Ilar Journal, 2009, 51: 42-61.

[15] Zelzer E, Glotzer D J, Hartmann C, et al. Tissue specific regulation of VEGF expression during bone development requires Cbfa1/Runx2. Mechanisms of Development, 2001, 106: 97-106.

[16] Celil A B, Hollinger J O, Campbell P G. Osx transcriptional regulation is mediated by additional pathways to BMP2/Smad signaling. Journal of Cellular Biochemistry, 2005, 95: 518-528.

[17] Qiao M, Dan W, Michelle C, et al. Multi-scale agent-based multiple myeloma cancer modeling and the related study of the balance between osteoclasts and osteoblasts. Plos One, 2015, 10: e0143206.

[18] Komori T. Regulation of bone development and maintenance by Runx2. Frontiers in Bioscience A Journal & Virtual Library, 2008, 13: 898-903.

[19] Huiskes R, Van Driel W D, Prendergast P J, et al. A biomechanical regulatory model for periprosthetic fibrous-tissue differentiation. J Mater Sci Mater Med, 1997, 8: 785-788.

[20] Sun X, Le Z, Hua T, et al. Multi-scale agent-based brain cancer modeling and prediction of TKI treatment response: Incorporating EGFR signaling pathway and angiogenesis. Bmc Bioinformatics, 2012, 13: 1-14.

[21] Checa S, Prendergast P. A Mechanobiological model for tissue differentiation that includes angiogenesis: a lattice-based modeling approach. Annals of Biomedical Engineering, 2009, 37: 129-145.

[22] Artel A, Mehdizadeh H, Chiu Y C, et al. An agent-based model for the investigation of neovascularization within porous scaffolds. Tissue Engineering Part A, 2011, 17: 2133-2141.

[23] Sanzherrera J A, Garcíaaznar J M, Doblaré M. A mathematical approach to bone tissue engineering. Philosophical

Transactions, 2009, 367: 2055-2078.

[24] Kang H S. Hirarchical Design and Simulation of Tissue Engineering Scaffold Mechanical, Mass Transport, and Degradation Properties. 2010, corpus ID: 136387874.

[25] Davis H E, Leach J K. Designing bioactive delivery systems for tissue regeneration. Annals of Biomedical Engineering, 2011, 39: 1-13.

[26] Wang J, Le Z, Jing C, et al. Multi-scale agent-based modeling on melanoma and its related angiogenesis analysis. Theoretical Biology & Medical Modelling, 2013, 10: 1-19.

[27] Zhou C, Gao H B, Gao L, et al. Particle swarm optimization (PSO) algorithm. Application Research of Computers, 2003, 20 (12): 7-11.

[28] Farnum N R. Improving the relative error of estimation. American Statistician, 1990, 44: 288-289.

[29] Tong X, Chen J, Miao H, et al. Development of an agent-based model (ABM) to simulate the immune system and integration of a regression method to estimate the key ABM parameters by fitting the experimental data. Plos One, 2015, 10: e0141295.

[30] Zhang W, Liu Y, Clerc M. An adaptive PSO algorithm for reactive power optimization, The Sixth International Conference on, Advances in Power System Control, Operation and Management, 2003, 1: 302-307.

[31] Cawley G C, Talbot N L C. Efficient leave-one-out cross-validation of kernel fisher discriminant classifiers. Pattern Recognition, 2003, 36: 2585-2592.

[32] Zar J. Significance testing of the spearman rank correlation coefficient. Publications of the American Statistical Association, 1972, 67: 578-580.

[33] Song Q. Effects of apparatus parameters on MFL signals using orthogonal experimental design. Applied Mechanics & Materials, 2011, 44-47: 3524-3528.

[34] Shieh G, Jan S L. Optimal sample size allocation for Welch's test in one-way heteroscedastic ANOVA. Behavior Research Methods, 2015, 47: 374-383.

[35] Qu Y F, Wang X, Yu D Y, et al. Optimization of technology for rice bran oil bleaching. Journal of Shihezi University, 2012, 30 (1): 74-77.

[36] Fan Y, Ma Y, Lu H, et al. An optimization design of the ethanol gasoline engine intake system based on the orthogonal test. Agricultural Equipment & Vehicle Engineering, 2014, 52 (1): 15-18.

[37] Loebel C, Czekanska E, Bruderer M, et al. In vitro osteogenic potential of human bone marrow derived MSCs is predicted by Runx2/Sox9 Ratio. Tissue Engineering Part A, 2014, 21: 115-123.

[38] Lian J B, Stein G S. The developmental stages of osteoblast growth and differentiation exhibit selective responses of genes to growth factors (TGF beta 1) and hormones (vitamin D and glucocorticoids). Journal of Oral Implantology, 1993, 19: 95-105.

[39] Han J, Kamber M. Data mining concept and technology. Th Annual International Symposium on Supply Chain Management, 2001, 132: 70-72.

[40] Mason R L, Gunst R F, Hess J L. Statistical Principles in Experimental Design. New York: John Wiley & Sons, Inc., 2003.

第二篇

人工智能在计算生物学计算加速上的应用

第 4 章　使用 GPU 并行扩散方程的数值算法

随着医疗模式的发展和健康监控技术的进步，各级医院、区域医疗中心、社区/居家健康服务站、开源数据库积累了大量异构大数据，包括电子病历、影像数据、复合式监护数据、居民日常健康数据和基因组学数据等。然而，目前用于疾病预测的分子生物学模型、血清标志物模型、遗传学突变模型、基因组学模型等存在普适度不高、应用范围有限、抗噪能力弱等缺点，伴随生物信息大数据的整合和介入，可以为模型的修正、补充和创新提供更多的参考变量和数据源支撑，从而弥补以往模型对异构数据包容性弱、可调适度低等不足，进而根据数据的广泛性、多态性和多变性，构建面向疾病的自适应模型。由于大数据的数据格式多样且数据获取速度有限，传统基于串型计算模式的生物信息模型无法在合理时间内对其进行分析和处理。因此，高性能计算是计算生物研究中经常采用的重要工具。当前单指令多数据流（single instruction multiple data，SIMD）和多指令多数据（multiple instruction multiple data，MIMD）是两种常用的并行模式。本章将分别使用图形卡计算和 Hadoop 计算的范例来介绍如何使用 SIMD 和 MIMD 并行编程模型，改进现有串行计算模式下的生物信息模型，并行处理生物医学大数据。

4.1　生物医学工程研究中的扩散方程

扩散是生物医学工程中常用的计算模型。营养物质、氧气、生物化学物质的扩散常被用来阐明细胞的迁移机制[1-7]。例如，Swanson 等[4,5]开发的扩散模型可以模拟人脑中神经胶质瘤的时空生长、侵袭和药物递送。文献[8]～[13]使用光和热的扩散被用来模拟人类疾病的诊断和治疗。Zhang 等[11-13]和 Dai 等[9]使用热扩散方程模拟皮肤癌的高温灼烧治疗。Yuan 等[10]利用高阶扩散模型模拟光在生物组织中的传播，从而改善诊断图像重建。由于解决扩散方程需要大量的计算资源，所以 Athale 等[1,2]和 Cong 等[8]使用相对粗糙的网格来减少计算资源消耗，而 Dai 等[9]和 Zhang 等[11-13]采用特殊的数值方案（如预处理的 Richardson 方法[14,15]）降低计算强度并同时保证计算精度满足生物医学模拟的特定需求。开发能够精确求解与当前成像技术［磁共振成像（magnetic resonance imaging，MRI）和计算机断层扫描（computed tomography，CT）］相关扩散方程的数值方法是非常重要的。这种数值方法不仅可以提高人们对肿瘤转移机理和治疗结果的理解，还可以通过仿真结果弥补 MRI 和

CT 检查的不足。

虽然可以通过消息传递接口（message passing interface，MPI）[16-18]来加速解决扩散方程的数值方法，但是集成在工作站集群上的 MPI 不仅受通信速度的限制，而且造价过于昂贵和复杂[19]。NVIDIA 在 2007 年推出基于 CUDA 架构的图形处理单元（graphics processing unit，GPU）。它有强大计算能力、低成本的高带宽内存和高度并行多线程的内核[20]。本书在研究中使用的 GTX 480 Fermi GPU [21,22]具有 480个内核和 2GB 的显存。应该指出的是，以前的科学家已经用 GPU 技术开发了几种偏微分方程（partial differential equation，PDE）求解器[23-25]，并且采用了新的有限差分方法（如多栅格方法[26]），但是这些研究没有使用最新的 Fermi GPU（GTX 480）。GTX 480 拥有更大的共享内存和更高的计算能力来加速数值求解器。本研究使用 GTX 480 Fermi GPU 加速在生物医学研究中扩散方程的数值方法求解过程。数学模型部分引入常规交替方向隐式（alternation direction implicit，ADI）方案和标准域分解并行策略[27-33]。GPU 加速部分讨论这些并行算法的通信和同步要求，并介绍针对当前 Fermi 的 NVIDIA GPU 架构量身定制的三种同步方案：①并行计算使用全局内存（PGM）进行并行计算；②使用共享内存、全局内存和 CPU 同步（PSGMC）进行并行计算；③并行计算使用共享内存、全局内存和 GPU 同步（PSGMG）进行并行计算。本章证明 PGM 在大网格计算中优于 CPU。此外，本章证明 PSGMC 和 PSGMG的“平铺”实现[20, 21]比 PGM 计算能力更强。最后本章不仅通过优化“平铺”[29]规模以获得“平铺” PSGMC 和 PSGMG 的最佳性能，还讨论计算结果与理论预测之间的差异，以及 GPU 并行计算与 CPU 串行计算具有相同精度的原因。

4.2 扩散方程的数学模型

本节简要介绍 ADI 方案[27]处理扩散方程与域分解[30,31]策略。

4.2.1 ADI 方案

二维线性扩散方程如式（4.1a）所示。

$$\frac{\partial u}{\partial t} = \nabla^2 u = \frac{\partial^2 u}{\partial x^2} + \frac{\partial^2 u}{\partial y^2} = u_{xx} + u_{yy} \tag{4.1a}$$

ADI 方案首先使用式（4.1b）来差分（4.1a）。

$$\frac{u_{ij}^{n+1} - u_{ij}^n}{\Delta t} = \frac{1}{2}\left(\frac{\delta_x^2}{\Delta x^2} + \frac{\delta_y^2}{\Delta y^2}\right)\left(u_{ij}^{n+1} + u_{ij}^n\right) \tag{4.1b}$$

式中，u_{ij}^n 逼近如下的网格点 $\left(x_i = i\Delta x, y_j = j\Delta y, t_n = n\Delta t\right)$。$\delta_x$ 和 δ_y 是由以下等式定

义的中心差分算子。

$$\delta_x v(x,y) = v\left(x+\frac{1}{2}\Delta x,y\right) - v\left(x-\frac{1}{2}\Delta x,y\right) \tag{4.2a}$$

$$\delta_y v(x,y) = v\left(x,y+\frac{1}{2}\Delta y\right) - v\left(x,y-\frac{1}{2}\Delta y\right) \tag{4.2b}$$

ADI 方法引入一个中间级别 $u_{ij}^{n+1/2}$，并将方程式(4.1b)分解为由以下等式给出的两个分离的隐步骤。

$$\frac{u_{ij}^{n+1/2}-u_{ij}^n}{\Delta t/2} = \frac{\delta_x^2}{\Delta x^2}u_{ij}^{n+1/2} + \frac{\delta_y^2}{\Delta y^2}u_{ij}^n \tag{4.3a}$$

$$\frac{u_{ij}^{n+1}-u_{ij}^{n+1/2}}{\Delta t/2} = \frac{\delta_x^2}{\Delta x^2}u_{ij}^{n+1/2} + \frac{\delta_y^2}{\Delta y^2}u_{ij}^{n+1} \tag{4.3b}$$

使用 $u_x = \Delta t/\Delta x^2$ 和 $u_y = \Delta t/\Delta y^2$ 将式(4.3a)和式(4.3b)缩减为式(4.4a)和式(4.4b)，其被称为 Peaceman- Rachford ADI 方案[27]。

$$(1+u_x)u_{ij}^{n+1/2} - \frac{u_x}{2}u_{i-1,j}^{n+1/2} - \frac{u_x}{2}u_{i+1,j}^{n+1/2} = \frac{u_y}{2}u_{i,j-1}^n + (1-u_y)u_{ij}^n + \frac{u_y}{2}u_{i,j+1}^n \tag{4.4a}$$

$$(1+u_y)u_{ij}^{n+1} - \frac{u_y}{2}u_{i,j-1}^{n+1} - \frac{u_y}{2}u_{i,j+1}^{n+1} = \frac{u_x}{2}u_{i-1,j}^{n+1/2} + (1-u_x)u_{ij}^{n+1/2} + \frac{u_x}{2}u_{i+1,j}^{n+1/2} \tag{4.4b}$$

因为式(4.4a)和式(4.4b)两个部分的右侧和左侧分别是易于并行的显式公式和维数较小的三对角线性系统 $Ax=b$，所以可以用 Thomas 算法解决[27,32]。

三对角线性系统的形式如下：

$$a_i x_{i-1} + b_i x_i + c_i x_{i+1} = d_i,\quad i=1,2,\cdots,N \tag{4.5a}$$

其中，$x_0=0$ 且 $x_{N+1}=0$。在矩阵形式中，这个系统写成如下等式。

$$\begin{bmatrix} b_1 & c_1 & & & & 0 \\ a_2 & b_2 & c_2 & & & \\ & a_3 & b_3 & \ddots & & \\ & & \ddots & \ddots & & c_{N-1} \\ 0 & & & & a_N & b_N \end{bmatrix}\begin{bmatrix} x_1 \\ x_2 \\ x_3 \\ \vdots \\ x_N \end{bmatrix} = \begin{bmatrix} d_1 \\ d_2 \\ d_3 \\ \vdots \\ d_N \end{bmatrix} \tag{4.5b}$$

4.2.2　Thomas 算法

Thomas 算法由两个步骤组成。首先是通过以下等式对系数予以正向扫描。

$$\beta_k = \begin{cases} \dfrac{c_1}{b_1}, & k=1 \\[2mm] \dfrac{c_k}{b_k-\beta_{k-1}a_k}, & k=2,3,\cdots,N-1 \end{cases} \tag{4.5c}$$

$$v_k = \begin{cases} \dfrac{d_1}{b_1}, & k = 1 \\[2ex] \dfrac{d_k - v_k - 1a_k}{b_k - \beta_k - 1a_k}, & k = 2,3,\cdots,N \end{cases}$$

第二种方法是使用后向替换来获得如下方程式的解。

$$\begin{cases} x_N = v_N \\ x_k = v_k - \beta_k x_{k+1}, & k = N-1, N-2,\cdots,1 \end{cases} \tag{4.5d}$$

式中，β_k 和 v_k 是用来迭代求解方程所定义的系数。

4.2.3 域分解

域分解将大域上的边界值问题划分为子域上的独立边界值问题，然后用迭代法解决相邻子域之间的差异问题[30,31]。本节在 GPU 上使用多种合作域和通信策略实现了经典的 Schwarz 交替算法[31,33]。

如图 4.1(a) 所示，考虑域名 Ω 有两个重叠的子域 $\Omega = \Omega_1 \bigcup \Omega_2$。如 Smith 等[30]所述，$\partial\Omega$ 是 Ω 和域 Ω 的边界，Ω_1 和 Ω_2 是开放的。闭域由 $\bar{\Omega} = \Omega \bigcup \partial\Omega$ 表示。本节定义人工边界 Γ_i 为 Ω_i 在内部 Ω 的边界。剩下的子域边界是 $\partial\Omega_i \setminus \Gamma_i$，即所有不在 Γ_i 而在 $\partial\Omega$ 上的点。经典 Schwarz 交替方法[30,31]具有以下等式：

$$Au_1^{l+1} = f, \Omega_1 \tag{4.6a}$$

$$Au_2^{l+1} = f, \Omega_2 \tag{4.6b}$$

$$u_1^{l+1} = u_2^l, \Gamma_1 \tag{4.6c}$$

$$u_2^{l+1} = u_1^l, \Gamma_2 \tag{4.6d}$$

式中，u_i^l 是 l 次迭代后在 Ω_i 的近似解。经典的交替 Schwarz 流程如图 4.1(b) 所示。

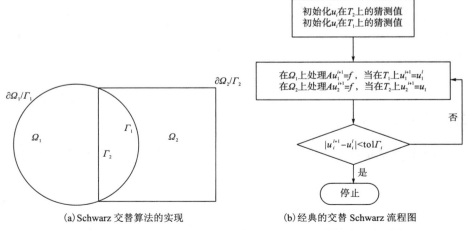

(a) Schwarz 交替算法的实现   (b) 经典的交替 Schwarz 流程图

图 4.1   使用合作域和通信策略实现 Schwarz 交替算法示意图

4.3　域分解 ADI 的 GPU 实现

本节分析在理想化条件下，域分解 ADI 的串行和并行计算效率。然后在 GPU 架构下使用三种通信/同步策略，最后比较理论预测和具体实践之间的差异。

4.3.1　并行计算算法的性能和准确性分析

1. 性能分析

ADI 算法有两个主要步骤来求数值解：首先用显式方法计算方程右端；然后使用 Thomas 算法计算三对角线性系统。本节分析步骤 1 给出的式 (4.7a)。

步骤 1：建立 ADI 的显式方法。

由于解矩阵是一个具有狄利克雷边界条件的 $m \times m$ 矩阵，如图 4.2 (a) 所示，所以式 (4.7a) 右边的子域拥有 $(m-2) \times (m-2)$ 个元素，每个元素可以用三个乘法和三个加法独立计算。

单指令多线程 (single instruction multiple threads，SIMT) CUDA 矢量架构可以通过 p 个处理器向量化并行计算操作，并将浮点运算[34,35]中的每个乘法/加法对组合起来。由于 Jordan 和 Alaghband [34]指出 p 是 SIMD 系统中处理元素的数量，所以 p 表示 GPU 计算核心的数量。使用 p 个处理器执行计算的计算时间是

$$T_p = \frac{3(m-2)(m-2)}{p} \tag{4.7a}$$

串行双重嵌套循环需要

$$T_1 = 3(m-2)(m-2) \tag{4.7b}$$

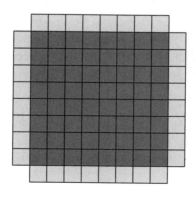

(a) 10×10 解矩阵在黑色显示边缘元素和灰色显示内部元素

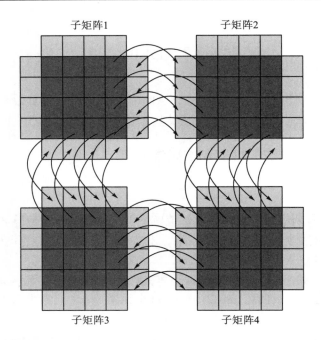

(b) 使用域分解这个 10×10 解矩阵划分为 4 个 6×6 子矩阵，黑色显示边缘元素，

灰色显示内部元素，箭头显示边界数据的更新

图 4.2　具有狄利克雷边界条件的解矩阵

根据 Jordan 和 Alaghband[34]，并行加速比 S_p 和效率 E_p 分别是

$$S_p = \frac{T_1}{T_p} = p \tag{4.8a}$$

$$E_p = \frac{S_p}{p} = \frac{p}{p} = 100\% \tag{4.8b}$$

步骤 2：Thomas 算法。

Thomas 算法有两个组成部分。在前向扫描式 (4.5c) 中，系数 β_k 被预先计算并存储在 GPU 的高速常量缓存中。常量缓存的详细说明如 3.2 节所示。在 ADI 算法中，由于 Thomas 算法系数在域内部是不变的，所以式 (4.5a) 和式 (4.5c) 表示为

$$ax_{i-1,j} + bx_{ij} + cx_{i+1,j} = d_{ij}, \quad i = 1,2,\cdots,m-2 \tag{4.9a}$$

或者

$$ax_{i,j-1} + bx_{ij} + cx_{i,j+1} = d_{ij}, \quad i = 1,2,\cdots,m-2 \tag{4.9b}$$

并且

$$v_{ij} = \begin{cases} \dfrac{d_{ij}}{b}, & i=1 \\[3mm] \dfrac{d_{ij} - a \cdot v_{i-1,j}}{b - a \cdot \beta_{i-1,j}}, & i=2,3,\cdots,m-2 \end{cases} \tag{4.9c}$$

或者

$$v_{ij} = \begin{cases} \dfrac{d_{ij}}{b}, & i=1 \\[3mm] \dfrac{d_{ij} - a \cdot v_{i,j-1}}{b - a \cdot \beta_{i,j-1}}, & i=2,3,\cdots,m-2 \end{cases} \tag{4.9d}$$

式 (4.9c) 表示 $i=1$ 时的一个除法运算以及 $i=2$ 到 $i=m-2$ 对于行 (i) 的一个除法。因为可以预先计算系数 β_{ij} 和小数部分，所以除法操作可以被认为是乘法，当 $i=1$ 时，发生一次翻转；当 i 从 2 到 $m-2$ 时，发生两次翻转。因此，使用 p 个核心执行计算的计算时间是

$$T_p = \frac{\left[2(m-3)+1\right] \times (m-2)}{p} = \frac{(2m-5) \times (m-2)}{p} \tag{4.10a}$$

如果这样的计算任务是通过一个处理单元上的双重嵌套循环（串行算法）来执行的，则需要如下公式计算浮点数。

$$T_1 = 1 \times (m-2) + (m-3) \times 2 \times (m-2) = (m-2)(2m-5) \tag{4.10b}$$

然后，并行加速比 S_p 和效率 E_p 分别为

$$S_p = \frac{T_1}{T_p} = p \tag{4.11a}$$

$$E_p = \frac{S_p}{p} = \frac{p}{p} = 100\% \tag{4.11b}$$

在式 (4.5d) 中提到了 Thomas 算法的后向置换分量，并且可以在式 (4.12a) 中重写为

$$x_{ij} = \begin{cases} v_{ij}, & i=m-2 \\ v_{ij} - \beta_{ij} x_{i+1,j}, & i=m-3,m-4,\cdots,1 \end{cases} \tag{4.12a}$$

以及式 (4.12b)

$$x_{ij} = \begin{cases} v_{ij}, & i=m-2 \\ v_{ij} - \beta_{ij} x_{i,j+1}, & i=m-3,m-4,\cdots,1 \end{cases} \tag{4.12b}$$

在行扫描步骤过程 [式 (4.12a) 的并行计算行 (i)] 中，如果 $i=1$ 到 $i=m-3$，则式 (4.12a) 为一次乘法和一次减法。乘-减对可以组合成一个触发器，并通过 p 个核计算，从而给出

$$T_p = \frac{3(m-2)(m-2)}{p} \tag{4.13a}$$

如果这样的工作是通过一个处理单元（顺序计算算法）上的双重嵌套循环执行，则需要满足

$$T_1 = 3(m-2)(m-2) \tag{4.13b}$$

并行加速比 S_p 和效率 E_p 分别为

$$S_p = \frac{T_1}{T_p} = p \tag{4.14a}$$

$$E_p = \frac{S_p}{p} = \frac{p}{p} = 100\% \tag{4.14b}$$

2. 准确性分析

本小节比较了数值近似值

$$\frac{\partial u}{\partial t} = k_D \nabla^2 u = k_D \left(\frac{\partial^2 u}{\partial x^2} + \frac{\partial^2 u}{\partial y^2} \right), \quad \Omega = (0,L) \times (0,L)$$

$$u = 0, \qquad \Gamma = \partial\Omega \tag{4.15a}$$

$$u(x,y,0) = \sin\frac{\pi x}{L}\sin\frac{\pi y}{L}, \bar{\Omega}$$

和用分离变量计算解析解[28]的差异：

$$u(x,y,t) = \sin\frac{\pi x}{L}\sin\frac{\pi y}{L}\mathrm{e}^{-2k\left(\frac{\pi}{L}\right)^2 t} \tag{4.15b}$$

通过比较并行计算和解析解结果，探讨 GPU 的并行计算和 CPU 的串行计算是否具有相同的精度。为此，本节模拟了转换生长因子 α（transforming growth factor α，TGFα）在正方形中的扩散，其长度为 1cm。式 (4.15a) 中的 TGFα [7] 的扩散率 $k_D = 5.18 \times 10^{-7}\,\mathrm{cm^2/s}$ 并且 $L = 1\mathrm{cm}$。TGF$\alpha(u)$ 的浓度单位是 pg/ml。

4.3.2 并行计算算法加速扩散求解器

Thomas 算法（这是 ADI 算法的主要计算瓶颈）是本书的第一个 GPU 并行化目标。为了展示并行算法的优点，本节开发了一个串行计算求解器，把传统的 ADI 算法作为参考算法，该求解器运行在 2.8GHz 的单内核 Intel CPU 中。CUDA 架构要求在 GPU 上识别（可能是内存拷贝之后）数据，并在该数据上调用 CPU 上的分层维度并行 GPU 内核。CUDA 是一种分层 SIMT 体系结构，具有 NVIDIA CUDA 编程指南[20]中图 2.2.1 中所示的两级线程层次结构。如 NVIDIA CUDA 编程指南[20]中的图 2.2.2 所示，CUDA 线程在 GPU 的 32 个线程块上运行，并通过六个不同的存储空间访问 GPU 的 DRAM 和芯片存储器：寄存器、本地存储器、

共享内存、全局内存、常量内存和纹理内存[20,36-39]。全局内存提供 CPU 和 GPU 之间的数据交换以及线程块之间的通信。全局内存与 CPU DRAM 具有近似的速度、延迟和容量[20,22,40]。由于共享内存、寄存器和常量缓存位于芯片上[29]，所以速度更快、延迟更低。共享内存空间是为每个线程块分配的，在当前 Fermi GPU 中，其大小为 64KB/线程块[21,41]。常量内存由于被主动缓存，所以无法写入 GPU 线程中。如 NVIDIA CUDA 编程指南中图 2.2.2[20]所示，只要多线程内存访问不发生冲突[20,29]，常量内存、Fermi CPU 上的自动管理缓存和共享内存(共享同一个内存池)的存储速度与线程寄存器一样快，系统也提供了许多工具来检测和修复这类冲突。

CUDA 架构使用一个调度程序来管理 GPU 上的多个线程。线程由 32 个并行线程块管理，映射到多个矢量处理器[20]，从而在物理上构成 GPU。CUDA 占用率由各种内存和硬件约束决定，并提供程序最大效率的估计。现在介绍如何开发并行 GPU 算法来加速数值求计器。

1. 具有 PGM 的并行计算算法

在这个算法中(如图 4.3 所示)，每个线程块计算一个子向量，每个线程负责计算子向量的一个元素。PGM 很容易被实现和理解，但全局内存访问延迟是瓶颈，并限制了 GPU 的优点[20,29,36,39]。

2. 具有共享内存、全局内存和 CPU 同步的并行计算算法

PSGMC 通过将数据块复制到快速但是容量较小的共享存储器[20,29,40~43]中，并应用经典的交替 Schwarz 域分解方法[27,30,31,33,35]来划分数据，从而最小化全局存储器访问。这里使用一个虚拟场景来做计算实验，考虑如图 4.2(a)中的 10×10 阵列，它由 8×8 的内部阵列(灰色)和 4 个边界点向量(黑色)组成。图 4.2(b)显示这个阵列被分解成 4×4 内部阵列(灰色)和与 4 个人工内部边界(黑色)重叠的 4 个 6×6 子阵列。迭代计算线程块的每个内部点，直到人工边界收敛[27,30,31,33,35]。例如，把子矩阵 1 的四个内部元素的最右侧值发送到子矩阵 2 作为新的左侧人工边界，同时把矩阵 2 的四个内部元素的最左侧值发送到子矩阵 1 作为新的右边界人工边界，不断迭代计算直到 2 个人工边界收敛。分块存储[29]要求每个区块中的数据是独立的，在这个例子中，由于需要迭代更新线程块之间的边界数据，所以我们只能在线程块外部同步。因为 GPU 的基础结构只允许线程块内的数据通信通过共享 "__syncthreads()" 函数[20,21,41,44,45]来同步，所以线程块间的同步需要依靠 CPU，其同步细节如图 4.4(a)[20,22,40,46]所示。另外，CUDA 的 warp 选举函数 "__any()"[20]被用于平行边界收敛过程，这大大节省了计算时间，如图 4.4(b)所示。最后，图 4.4(c)和图 4.4(d)描述了 PSGMC 的详细算法。

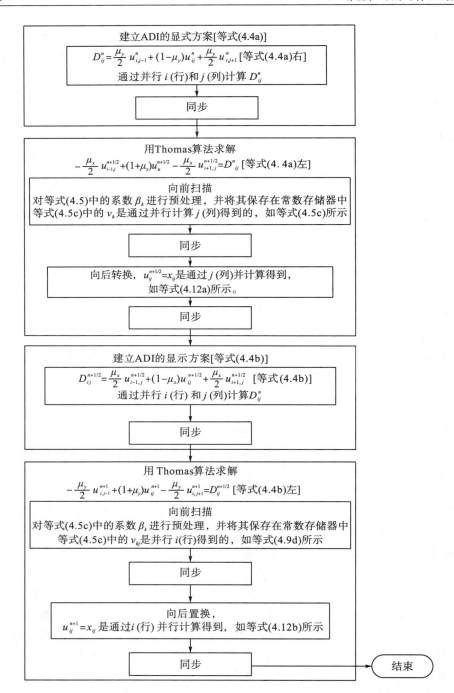

图 4.3　PGM 的流程图

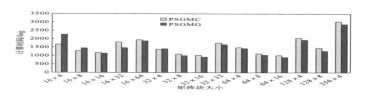

(a) CPU 同步函数流程图

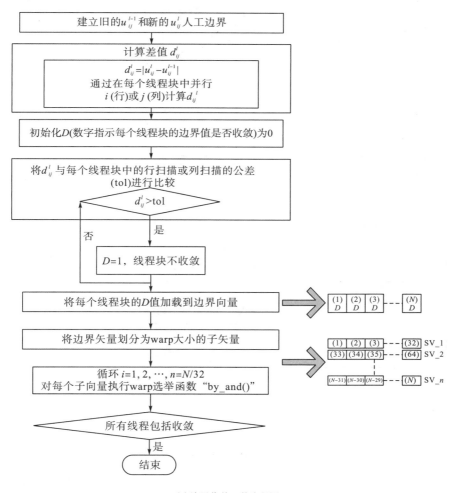

(b) 边界收敛函数流程图

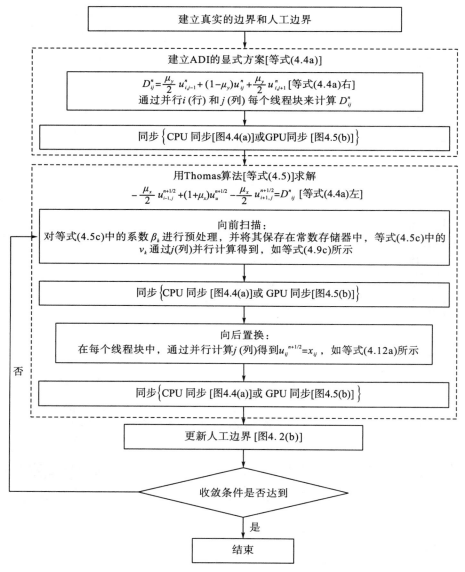

（c）具有 CPU 同步函数的 PSGMC 算法流程图

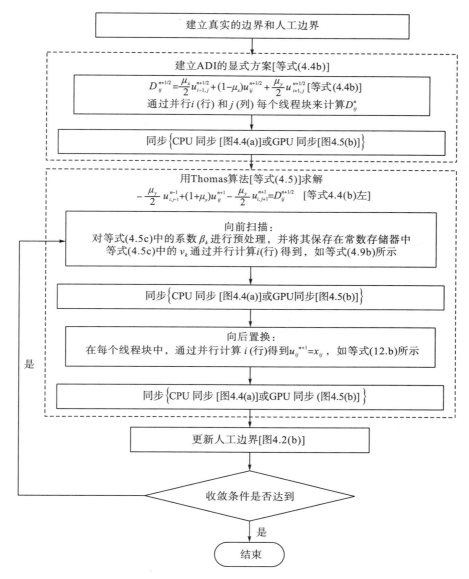

(d) 具有边界收敛函数的 PSGMC 算法流程图

图 4.4 PSGMC 算法图

3. 并行计算算法使用共享内存、全局内存和 GPU 同步

如前文所述，PSGMC（图 4.4）将内核执行划分为三个步骤：①内核启动到 GPU（内核启动时间 t_O）；②在 GPU 上计算（计算时间 t_C）；③通过屏障同步（同步时间 t_S）的块间 GPU 通信。然后，总内核的执行由式 [4.16（a）] 表示。

$$T = \sum_{w=1}^{M} \left(t_O^{(w)} + t_C^{(w)} + t_S^{(w)} \right) \tag{4.16a}$$

式中，M 是内核启动的数量[47]。CPU 同步必须终止当前的 GPU 计算，并重新启动一个新的 GPU 计算来同步线程内核，但这会导致内核启动时间较长（当 M 很大时，$\sum_{w=1}^{M} t_O^{(w)}$ 很大）[22,47]。因此，如前面的研究[22,40,47]所示，本节打算采用如图 4.5(a) 所示的用于线程块间通信的 GPU 同步策略。GPU 同步不需重新启动 GPU 来同步不同的线程块，还用式(4.16b)表示运行时间。

$$T = t_O + \sum_{w=1}^{M} \left(t_C^{(w)} + t_S^{(w)} \right) \tag{4.16b}$$

等式(4.16b)表明使用 GPU 同步可以提高 PSGMG 的性能。另外，图 4.5(b) 描述使用 PSGMG 的 GPU 同步线程间的函数，这是由 "__threadfence()" 函数和原子函数操作[20,40]的新特性实现的。"__threadfence()" 可以保证先前写入全局或共享内存的操作可以被编译器所需的其他线程看到，以优化对全局或共享内存的读写操作。原子函数 "atomicAdd()" 被用来增加一个易变的外部变量，它被识别为 "互斥" 并初始化为 0 [图 4.5(b)]。此外，不同的同步机制可以减少式(4.16b) 中的同步时间。例如，Xiao 等[40,47]开发了三种 GPU 同步机制以增加 GPU 同步的性能。然而，本书是要解决一个大矩阵，即基于 GPU 树和无锁同步方法[22,47]，因为这样会使用很多寄存器，所以使用 Xiao 等的方法是不合适的。当前的 GPU 同步机制 [图 4.5(b)] 起源于 GPU 简单同步机制[22,47]，并进行一些必要的修改以避免潜在的数据风险。除了使用 GPU 同步 [图 4.5(b)] 代替 CPU 同步 [图 4.4(a)] 外，PSGMG 的流程图与 PSGMC [图 4.4(c)] 相似。

```
_global_void kernel

{

_device_funcl();
_gpu_sync_func();


_gpu_sync_func();



_device_funcM();

_gpu_sync_func();

}
```

(a) 用于线程块间通信的 GPU 同步策略

```
//the mutex variable
_edvice_volatile int g_mutex;


//GPU synchronization function(one dimension)
_device_void gpu_sync_func(int goalVal)

{
  //thread ID in a block
  int tid=threadldx.x;
  //memory flush to all threads
  _threadfence();

  //only thread 0 is used for synchronization
  if(tid==0)
  {
    int old_val=atomicAdd((int*)&g_mutcx,1);
    //only when all blocks add 1 to g_mutex, will it be
    equal to goalVal while(old_val!=goalVal)

    {
     //Do nothing
    }
  }
  _syncthreads();

}
```

(b) 使用 PSGMG 的 GPU 同步线程间的函数

图 4.5　GPU 同步策略函数

4.4　扩散方程的研究结果

本节源代码由 C [48,49]和 C 语言的 CUDA 扩展[44]编写，并在 Fermi GeForce GTX 480 [41,50,51] GPU 上编译和运行。GTX 480 在拥有 32 个内核，每个内核拥有 15 个流处理器(streaming multiprocessor，SM)，同时每个内核还拥有用于 L1 高速缓存和共享内存的 64KB 快速内存空间。

4.4.1　比较 PGM 和串行计算时间

本节比较矩阵在不同尺寸下 PGM 和串行计算的计算时间。图 4.6 显示在小矩阵计算上，PGM 计算时间比串行计算慢；但是在大矩阵计算上，PGM 比串行计算快得多。在图 4.6 基础上，表 4.1 列出其加速比。

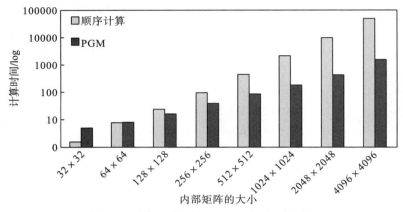

图 4.6　对数尺寸下的 PGM 和序列计算时间

(浅色条代表顺序计算的计算时间，深色条代表 PGM 的计算时间)

表 4.1　PGM 对内部矩阵尺寸性能的解决方案

内部矩阵的大小	加速比
32×32	0.31
64×64	0.94
128×128	1.54
256×256	2.60
512×512	5.5
1024×1024	12.5
2048×2048	23.0
4096×4096	29.5

4.4.2　比较 PSGMC 和 PGM 的计算时间

由于新的 Fermi GPU 为每个 SM 提供了 48KB 的共享内存，所以可以选择不同大小的子矩阵来分解大的原始矩阵。如果处理一个 4098×4098 矩阵(内部矩阵为 4096×4096)，可以将它细分为如表 4.2 所示的小型子矩阵。图 4.7 显示，不同的子矩阵块大小会影响 PSGMC 的性能，当线程块大小为 64×16 时，PSGMC 获得最佳性能。另外，CUDA 专家系统[45]的输出表明，PSGMC 可以节省 GPU 计算资源，因为两个内核之间的计算空闲时间短。

表 4.2　PSGMC 对 4096×4096 内部矩阵的解决方案

块大小(P×S)	并行线程(P)	序号(S)	性能(对比顺序计算)	性能(对比 PGM)	占有率/%
16×4	16	4	28.2	0.96	17

续表

块大小($P \times S$)	并行线程(P)	序号(S)	性能(对比顺序计算)	性能(对比 PGM)	占有率/%
16×8	16	8	36.6	1.24	17
16×16	16	16	39.7	1.35	17
16×32	16	32	26.0	0.88	17
16×64	16	64	24.2	0.82	13
32×4	32	4	34.3	1.16	17
32×8	32	8	42.6	1.45	17
32×16	32	16	45.5	1.54	17
32×32	32	32	26.8	0.91	13
64×4	64	4	31.6	1.07	33
64×8	64	8	41.3	1.40	33
64×16	64	16	46.6	1.58	25
128×4	128	4	23.0	0.78	67
128×8	128	8	32.2	1.09	50
256×4	256	4	15.4	0.52	100

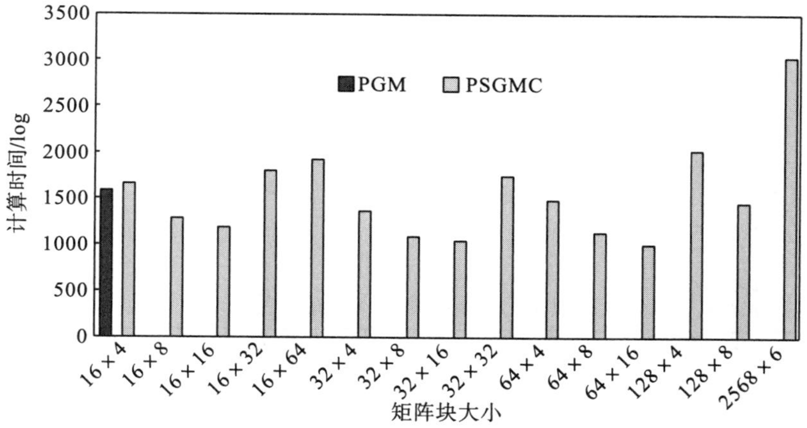

图 4.7　不同矩阵块大小对 PSGMC 性能的影响

4.4.3　比较 PSGMG 和 PSGMC 的计算时间

PSGMG 在块大小为 32×16 时达到最佳性能[图 4.8(a)和表 4.3]。此外，CUDA专家系统[45]输出表明，PSGMG 节省了很多 GPU 计算资源，因为两个内核之间的计算空闲时间短。特别地，图 4.8(b)表明新的 Fermi 卡管理 "_threadfence()" 函数功能强大，以至于 PSGMC 在矩阵块数量小于 100000 时比 PSGMG 更快。

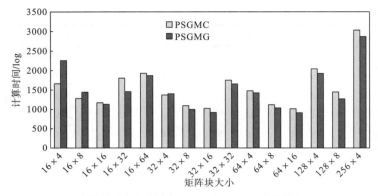

(a)矩阵块大小分别对 PSGMC 和 PSGMG 性能影响

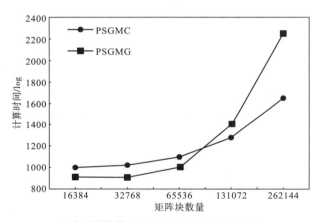

(b)矩阵块数量对 PSGMC 和 PSGMG 性能影响

图 4.8　矩阵块大小与数量对计算性能的影响

表 4.3　各参数对计算性能的影响

块大小 ($P\times S$)	并行线程 (P)	序号 (S)	性能 (对比顺序计算)	性能 (对比 PGM)	性能 (对比 PSGMC)	占有率 /%
16×4	16	4	20.7	0.70	0.73	17
16×8	16	8	32.4	1.10	0.88	17
16×16	16	16	41.2	1.40	1.04	17
16×32	16	32	32.2	1.09	1.24	17
16×64	16	64	24.9	0.84	1.03	10
32×4	32	4	33.3	1.13	0.97	17
32×8	32	8	47.0	1.60	1.10	17
32×16	32	16	51.7	1.75	1.14	17
32×32	32	32	28.1	0.95	1.04	10
64×4	64	4	32.7	1.11	1.03	33

续表

块大小 ($P \times S$)	并行线程 (P)	序号 (S)	性能 (对比顺序计算)	性能 (对比 PGM)	性能 (对比 PSGMC)	占有率 /%
64×8	64	8	45.4	1.54	1.10	33
64×16	64	16	51.2	1.74	1.10	21
128×4	128	4	24.3	0.83	1.06	67
128×8	128	8	36.8	1.25	1.14	42
256×4	256	4	16.3	0.55	1.05	67

4.4.4　比较 PGM、PSGMC、PSGMG 和串行计算中的最佳计算时间

图 4.9 显示，使用 PGM、PSGMC 和 PSGMG 可以显著提高计算性能，相比串行计算，它们分别把计算速度提高了 29.5、46.6 和 51.7 倍。下一节，我们将讨论计算与理论加速结果不同的原因。

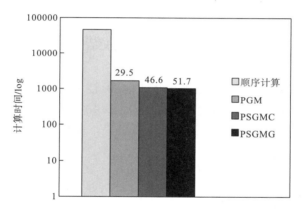

图 4.9　顺序计算与其他各计算方法性能对比

4.4.5　检验并行和串行计算之间的准确性

通过数值解和解析解之间的最大绝对值差来衡量 GPU 并行计算与 CPU 串行计算的精度。式(4.15)证明它们在一个数量级上。

4.4.6　考察其他基于 GPU 的计算方案的计算时间

Bell 和 Garland[52]引入高效方案来加速 GPU 上的稀疏矩阵向量运算，这可以采用基于迭代的方法，如共轭梯度和多重网格求解器。使用 ELL 稀疏矩阵格式[52]在 GPU 上实现共轭梯度求解器，并将结果与基于 ADI 方案的 PDE 求解器在 GPU 上进行比较，处理 4098×4098 矩阵(内部矩阵为 4096×4096)。图 4.10 显示，PGM、

PSGMC 和 PSGMG 分别比基于共轭梯度的 PDE 求解器有更好的性能，可以分别提高 4.5、7.1 和 7.8 倍。

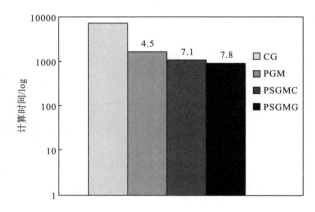

图 4.10　采用共轭梯度的 PDE 求解器与其他计算方法的对比

4.5　讨论与总结

本章旨在研究如何使用 Fermi GPU（GTX480）技术来加速扩散方程的数值求解器［式（4.16a）］。GPU 强大的密集计算能力使得我们可以使用小网格提高扩散求解器的速度和精度，从而帮助生物医学工程更快、更真实地预测和模拟化学物质的扩散过程。

本研究提出了三种基于 GPU 技术的并行计算算法，如 PGM、PSGMC 和 PSGMG，以加速扩散模型。计算结果［图 4.6 和表 4.1］表明，PGM 可以在处理大尺寸矩阵时显著提高性能，但对于小尺寸矩阵，PGM 比串行计算速度慢。这是因为 PGM 要求 GPU 和 CPU 之间频繁地传输数据。等待时间和传输时间对大型矩阵来说只占执行时间的一小部分，但对于小型矩阵来说却占很大比例。因此，尽管 PGM 减少了计算时间，但等待时间和传输时间会增加小矩阵的整个执行时间。这个发现证明 GPU 计算适合大数据处理。此外，理论性能分析表明，并行计算加速的理想下限为 p［式（4.11a）和式（4.14a）］，p 是 GPU 计算中的理想核心数。在本书中，当处理内部矩阵时，如果所有内核都可以同时执行，那么理想的计算时间应该是串行计算的 1/480。但是，表 4.1 显示 PGM 的计算时间仅约为串行计算时间的 1/29.5。理论加速和时间加速之间的巨大差异源自：①由于共享内存容量上的限制，并非所有内核都可以同时工作；②全局的存储器访问效率很低[20,29]，导致准备计算时间很长[20,36,39]；③为了同步多个线程[20,22,40,47]，停止和启动内核会花费大量时间，从而降低计算性能。

PSGMC 和 PSGMG 是专门为处理大型矩阵而开发的，采用"分块"策略[29]（域

分解法、共享和全局存储器)来加速 PGM。由于 Fermi GPU 的共享内存容量高达
48KB，所以可以使用不同的子矩阵(分块)线程块大小来细分原始矩阵。表 4.2 和
表 4.3 表明，当 $P×S$ 为 32×16、64×8 和 64×16 时，总是拥有高效的计算性能，
并且提高 GPU 占用率不是提高计算性能的主要原因。本书这样解释以上发现：尽
管 GPU 占用率对于充分利用硬件资源非常重要，但是只要在每个 SM 上同时启动
多个线程块，全局内存延迟就可以被很好地解决。Hong 等[53]及 Baghsorkhi 等[54]
已经发现，当一些活跃的 warps 正在从全局内存加载数据时，其他活动的 warps
可以保持其数据计算任务不依赖正在加载的数据。在这里，作者的实验结果不仅
证明一旦 GPU 占用率高到可以包容芯片上存储器操作数的延迟时间[20,21]，计算性
能就不会非常依赖它，而且揭示了如果并行线程数(P)为 16、32 和 64 时，可以避
免共享内存的 bank 冲突[29]。当 P/S 约为 2、4 或 8 时，计算性能的提高与 GPU 占
用率无关。表 4.2 和表 4.3 显示，尽管分块策略减少了由访问全局内存引起的延迟，
但最佳计算性能(加速比)依然远低于理论分析。这种现象解释为：PSGMC 和
PSGMG 的最佳性能占用率分别为 25%和 17%(表 4.2 和表 4.3)，这意味着仅分别
激活 12 和 8 个 warps。较少活动的 warps 表明较少的活动内核同时工作，从而降
低计算性能。此外，域分解法将这种迭代边界收敛过程［图 4.4(b)］引入算法中
会耗费大量额外时间进行边界收敛，从而降低计算性能。根据这些分析，最佳
PSGMC 和 PSGMG 只比串行计算分别提高性能 46.6 倍和 52.7 倍。

　　如前文所述，PSGMG 通过 GPU 同步升级 PSGMC 共轭梯度，先前的报告[22]
显示，如果在 GTX 280 GPU 上的计算过程中使用低效的 "__threadfence()" 函
数，使用的线程块小于 17，则 GPU 同步比 CPU 同步更快。然而，作者的实验
结果［图 4.8(b)］表明，新的 Fermi GPU(GTX 480)可以提高 "__threadfence()"
函数的性能，因此它的 GPU 同步速度比 CPU 同步速度更快，除非块数量超过
100000。这也验证了以前的研究报告[22]：GTX 480 对 "__threadfence()" 函数有
很大的优化，以至于可以广泛采用 GPU 同步。最后通过数值解与式(4.15)中的解
析解之间的最大绝对差值来衡量并行和串行计算的精度差距。结果显示 GPU 并行
计算与 CPU 串行计算具有相同的精度。根据计算机数据结构中浮点型值的精度，
误差的大小约为 10^{-6}，其中最大有效位数为 6 [55,56]。ADI 算法的运算次数约为
0.47G，处理 4098×4098 的矩阵。考虑到区域分解方法和时间步骤中迭代的收敛
性，总运算次数约为 46.1G，在 900ms 内提供 51.2G 运算。GTX 480 的最高性能
为 1.4×480/2 = 336 Gflops。性能比例接近 15.24%。总的来说，基于 GPU 技术的
CUDA 编程在计算精度相似的情况下，表现出更为优秀的计算性能。我们因此，
相信在不远的未来，可以通过扩展高质量的算法来加速生物医学工程项目(如多尺
度多分辨率代理模型[7, 57-59]等)。

参 考 文 献

[1] Athale C, Mansury Y, Deisboeck T S. Simulating the impact of a molecular 'decision-process' on cellular phenotype and multicellular patterns in brain tumors. Journal of Theoretical Biology, 2005, 233:469-481.

[2] Athale C A, Deisboeck T S. The effects of EGF-receptor density on multiscale tumor growth patterns. Journal of Theoretical Biology, 2006, 238:771-779.

[3] Swanson K R, Alvord Jr E C, Murray J D. A quantitative model for differential motility of gliomas in grey and white matter. Cell Proliferation, 2000, 33:317-329.

[4] Swanson K R, Alvord Jr E C, Murray J D. Virtual brain tumours (gliomas) enhance the reality of medical imaging and highlight inadequacies of current therapy. British Journal of Cancer, 2002, 86:14-18.

[5] Swanson K R, Bridge C, Murray J D, et al. Virtual and real brain tumors: using mathematical modeling to quantify glioma growth and invasion. Journal of the Neurological Sciences, 2003, 216:1-10.

[6] Swanson K R, Rostomily R C, Alvord Jr E C. A mathematical modelling tool for predicting survival of individual patients following resection of glioblastoma: a proof of principle. British Journal of Cancer, 2008, 98:113-119.

[7] Zhang L, Athale C A, Deisboeck T S. Development of a three-dimensional multiscale agent-based tumor model: simulating gene-protein interaction profiles, cell phenotypes and multicellular patterns in brain cancer. Journal of Theoretical Biology, 2007, 244:96-107.

[8] Cong A X, Shen H O, Cong W X, et al. Improving the accuracy of the diffusion model in highly absorbing media. International Journal of Biomedical Imaging, 2007, 2007: 1-6.

[9] Dai W, Bejan A, Tang X, et al. Optimal temperature distribution in a three dimensional triple-layered skin structure with embedded vasculature. Journal of Applied Physics, 2006, 99(10):104702-9.

[10] Yuan Z, Hu H X, Jiang H B. A higher order diffusion model for three-dimensional photon migration and image reconstruction in optical tomography. Physics in Medicine and Biology, 2009, 54:65-68.

[11] Zhang L, Dai W, Nassar R. A numerical method for optimizing laser power in the irradiation of a 3-D triple-layered cylindrical skin structure. Numerical Heat Transfer, 2005, 48:21-41.

[12] Zhang L, Dai W, Nassar R. A numerical method for obtaining an optimal temperature distribution in a 3-D triple-layered cylindrical skin structure embedded with a blood vessel. Numerical Heat Transfer, 2006, 49:765-784.

[13] Zhang L, Dai W, Nassar R. A numerical algorithm for obtaining an optimal temperature distribution in a 3D triple-layered cylindrical skin structure. Computer Assisted Mechanics and Engineering Sciences, 2007, 14:107-125.

[14] Bialecki B. Preconditioned Richardson and minimal residual iterative methods for piecewise Hermite bicubic orthogonal spline collocation equations. SIAM Journal on Scientific Computing, 1994, 15:668-680.

[15] Dai W H, Nassar R. A preconditioned Richardson method for solving three-dimensional thin film problems with first order derivatives and variable coefficients. International Journal of Numerical Methods for Heat and Fluid Flow, 2000, 10:477-487.

[16] Barney B. Introduction to parallel computing. San Francisco: Lawrence Livermore National Laboratory, 2010.

[17] Asanovic K, Bodik R, Catanzaro B C, et al. The landscape of parallel computing research: a view from Berkeley. Technical Report UCB/EECS-2006-183, EECS Department, University of California, Berkeley, December 2006.

[18] Aoyama Y, Nakano J. RS/6000 SP: practical MPI programming. Armonk: IBM, 1999.

[19] Rosul C. Message passing interface（MPI）advantages and disadvantages for applicability in the NoC environment. Boca Raton: Florida Atlantic University, 2005.

[20] NVIDIA. NVIDIA CUDA programming guide. NVIDIA, 2009.

[21] NVIDIA. NVIDIA's next generation CUDA compute architecture fermi. NVIDIA, 2009.

[22] Feng W C, Xiao S C. To GPU synchronize or not GPU synchronize. 2010 IEEE International Symposium on Circuits and Systems, Paris, 2010.

[23] Roberts E, Stone J, Sepulveda L, et al. Luthey-Schulten Z. Long time-scale simulations of in vivo diffusion using GPU hardware. 2009 IEEE International Symposium on Paralell and Distributed Processing, Washington, DC, U.S.A., 2009: 1-8.

[24] Jeschke S, Cline D, Wonka P. A GPU Laplacian solver for diffusion curves and Poisson image editing. Transaction on Graphic, 2009, 28:1-8.

[25] Zhao Y. Lattice Boltzmann based PDE solver on the GPU. The Visual Computer, 2008, 24:323-333.

[26] Wesseling P. An Introduction to Multigrid Methods. 8th edn. Flourtown: R.T. Edwards, Inc., 2004.

[27] Morton k Q, Mayers D F. Numerical Solution of Partial Differential Equations. 2nd edn. New York: Cambridge University Press, 2008.

[28] McOwen R. Partial Differential Equations: Methods and Applications. 2nd edn. Upper Saddle River: Prentice-Hall, 2002.

[29] Kirk D, Hwu W M. Programming Massively Parallel Processors. 1st edn. Burlington: Morgan Kaufmann, 2010.

[30] Smith B, Biqrstad P, Gropp W. Domain Decomposition: Parallel Multilevel Methods for Elliptic Partial Differential Equation. 1st edn. New York: Cambridge University Press, 2004.

[31] St-Cyr A, Gander M J, Thomas S J. Optimized restricted additive Schwarz methods. Sixteenth International Conference on Domain Decomposition Methods, New York, 2005.

[32] Dai W. A parallel algorithm for direct solution of large scale five-diagonal linear systems. In Proceedings of the Seventh SIAM Conference on Parallel Processing for Scientific Computing, Bailey DH（ed.）, San Francisco, CA. SIAM: Philadelphia, PA, 1995: 875.

[33] Cai X C, Sarkis M. A restricted additive Schwarz preconditioner for general sparse linear systems. SIAM Journal on Scientific Computing, 1999, 21:792-797.

[34] Jordan H F, Alaghband G. Fundamentals of Parallel Processing. Upper Saddle River: Pearson Education, 2003.

[35] Zhu J P. Solving Partial Differential Equations on Parallel Computers. London: World Scientific Publishing Co., 1994.

[36] Volkov V, Demmel J. Benchmarking GPUs to tune dense linear algebra. Conference on High Performance

Networking and Computing Archive Proceedings of the 2008 ACM/IEEE Conference on Supercomputing, Piscataway: IEEE Press, 2008.

[37] Nickolls J, Buck I, Garland M, et al. Scalable parallel programming with CUDA. New York: ACM, 2008; 42-53.

[38] Guevara M, Gregg C, Hazelwood K, et al. Enabling task parallelism in the CUDA scheduler. Raleigh: Proceedings of the Workshop on Programming Models for Emerging Architectures（PMEA）, 2009.

[39] Che S, Boyer M, Meng J Y, et al. A performance study of general-purpose applications on graphics processors using CUDA. Journal of Parallel and Distributed Computing, 2008, 68:1370-1380.

[40] Xiao S C, Aji A M, Feng W C. On the robust mapping of dynamic programming onto a graphics processing unit. Shenzhen: International Conference on Parallel and Distributed Systems, 2009.

[41] NVIDIA. Tuning CUDA applications for fermi. NVIDIA, 2010.

[42] Boyer M, Tarjan D, Scton S, et al. Accelerating Leukocyte tracking using CUDA: A case study in leveraging manycore coprocessors. 2009 IEEE International Symposium on Parallel and Distributed Processing, Rome, 2009.

[43] Liu Y, Huang W, Johnson J, et al. GPU accelerated Smith-Waterman. Computational Science—ICCS 2006, Pt 4, Proceedings, 2006, 3994:188-195.

[44] NVIDIA. The CUDA compiler driver NVCC. NVIDIA, 2007.

[45] NVIDIA. Readme for NVIDIA CUDA visual profiler. NVIDIA, 2008.

[46] Boyer M, Sarkis M, Weimer W. Automated dynamic analysis of CUDA programs. Boston: Third Workshop on Software Tools for MultiCore Systems in Conjunction with the IEEE/ACM International Symposium on Code Generation and Optimization（CGO）, 2008.

[47] Xiao S C, Feng W C. Inter-block GPU communication via fast barrier synchronization. Atlanta: Proceedings of the IEEE International Parallel and Distributed Processing Symposium, 2010.

[48] Kernighan BW, Ritchie DM. The C Programming Language . 2nd. Englewood Cliffs: Prentice-Hall, 1988.

[49] Kochan S G. Programming in C. 3rd edn. Indianapolis: SAMS, 2004.

[50] Glaskowsky P N. NVIDIA's fermi: the first complete GPU computing architecture. Santa Clara: NVIDIA, 2009.

[51] Halfhill T R. Looking beyond graphics. Santa Clara: NVIDIA, 2009.

[52] Bell N, Garland M. Implementing sparse matrix-vector multiplication on throughput-oriented processors. Proceedings of the Conference on High Performance Computing Networking, Storage and Analysis, Portland, 2009

[53] Hong S, Kim H. An analytical model for a GPU architecture with memory-level and thread-level parallelism awareness. Austin: ISCA 2009 The 36th International Symposium on Computer Architecture, 2009.

[54] Baghsorkhi S S, Delahaye M, Patel S J, et al. An adaptive performance modeling tool for GPU architectures. Proceedings of the 15th ACM SIGPLAN Symposium on Principles and Practice of Parallel Programming, Bangalore, 2010:105-114.

[55] Reddy R, Ziegler C. C Programming for Scientists and Engineers with Applications. 1st edn. Sudbury: Jones & Bartlett Publishers, 2009.

[56] Malik D. C++ Programming: Program Design Including Data Structures. 3rd edn. Florence: Course Technology,

2006.

[57] Zhang L, Chen L L, Deisboeck T S. Multi-scale, multi-resolution brain cancer modeling. Mathematics and Computers in Simulation, 2009, 79:2021-2035.

[58] Zhang L, Strouthos C, Wang Z, et al. Simulating brain tumor heterogeneity with a multiscale agent-based model: linking molecular signatures, phenotypes and expansion rate. Mathematical and Computer Modelling, 2009, 49:307-319.

[59] Zhang L, Chen L L, Deisboeck T S. Multi-scale multi-resolution brain cancer modeling. Mathematics and Computers in Simulation, 2009, 79:2021-2035.

第5章　对谱系相关代表数目不足序列的分布式并行加速

5.1　谱系相关代表数目不足序列定义

对于包含四种天然核苷酸 A、T、G 和 C 的给定长度 DNA，具有相同长度但不是相同核苷酸顺序的所有可能序列被称为序列排列[1-3]。由于共价核苷酸修饰如胞嘧啶的甲基化和羟甲基化的存在，这些排列仅限于由四个主要核苷酸组成的序列[4]。然而，即便在当前最好的千兆级 DNA 数据库（目前最主要的公共 DNA 数据库，如 GenBank[5]、EMBL[6] 和 DDBJ[7] 等）中去分析碱基所有可能排列的真实分布，发现仍然有部分 DNA 子序列不存在。Hampikian 和 Anderson[8]首先把上述序列称为 "nullomers"，随后科学家 Acquisti 等[9]、Herold 等[10]以及 Vergni 和 Santoni[11]延续了 Hampikian 和 Anderson[8]的研究。这些研究重点讨论了 "nullomers" 的来源，却没有结合物种谱系去分析这些序列的碱基含量、构象特征以及与其他相似特征序列之间的关系。

为此，本书研究定义这些从未出现于任何知名公共数据库中的序列[12]，为谱系相关代表数目不足序列（lineage-associated underrepresented permutations，LAUPs）。设定 "Sim_set" 为包括所有可能排列的 4^k 个 k-mers 的集合，"Kwg_set" 为现有的公共数据库中全部 k-mers 排列的集合，那么 LAUPs 的定义可以表示为 "Kwg_set" 在 "Sim_set" 上的补集，即

$$LAUPs = C_{Sim\_set}(Kwg\_set) \tag{5.1}$$

将这些 "未出现" 的序列定义为 LAUPs，而不称其为 "nullomers"，其主要考虑因素详见文献[12]。

5.2　物种 LAUPs 计算方法研究

从式 (5.1) 对 LAUPs 的定义可以得知，本章研究的 LAUPs，实际上是某个物种全基因组序列数据中所有存在的 k-mer 序列排列在全部数学排列上的补集。因此，在计算 LAUPs 时，可以首先通过 k-mer 频次计数方法计算出所有存在的排列，再求解出 "不存在序列排列" 的集合。为此，首先研究目前主流 k-mer 计算算法的

现状，其次选取适合 LAUPs 计算的 k-mer 计算软件——Jellyfish。通过对 Jellyfish 的架构分析，指出使用 Jellyfish 计算 LAUPs 时存在的缺点，从而提出并实现一种基于 Jellyfish、支持多 k 值、内存高效的 LAUPs 计算方法，即基于 Jellyfish 的 LAUPs 计算方法（Jellyfish-based LAUPs count application，JBLC）。

5.2.1 k-mer 计算算法简介

目前，主流的 k-mer 频次统计算法，可以粗略地分为几种主要技术路线[13]：第一种是使用特殊数据结构来代替简单的哈希表，以此减少内存的使用；第二种是基于"最小元（minimizer）"概念；第三种是融合磁盘 I/O 流策略的算法。当然，这些主要技术并非单一地被使用，许多算法将这些技术进行结合，以求更高的计算效率，下面对这些不同类别的 k-mer 计算方法做简单介绍。

基于特殊数据结构的方法，运用最多的就是"布隆过滤器"（Bloom filter）[14]，布隆过滤器是一种支持一定错误率的动态集合成员查询的概率数据结构。如图 5.1 所示，在初始状态中，每个位置都被设置为 0。在插入步骤中，将数据 a、b、c、d 插入到 bloom filter 中，这里，散列函数数量为 3。在检查步骤中，数据 a 和 c 在布隆过滤器中，但是数据 f 不在，数据 e 则是假阳性结果。BFCounter[15]、Turtle[16]、Khmer[17]等 k-mer 算法，都是基于布隆过滤器的，布隆过滤器能有效降低统计过程中对内存的需求，但缺点是结果有一定的错误率。

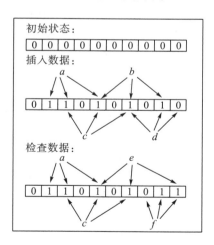

图 5.1　布隆过滤器示例

基于"最小元（minimizer）"[18]的算法中，MSPKmerCounter[19]、KMC2[20]等算法是较为常用的，2017 年，Kokot 等[21]还在 KMC2 的基础上开发了更节省内存且更快的 KMC3 算法。一个 k-mer 的最小元是它的 m-mer $(m < k)$ 的最小值（以字母排

序作为比较规则)，算法把多个 k-mer 存在的相同的最小元作为数据冗余，并且使用算法进行数据压缩以节省内存(图 5.2)。实验证明，基于最小元的算法在计算时间、多核 CPU 利用率、内存消耗等性能方面较为均衡[13]。

序列	GTCACGCACGTCA
序列有的5-mer [每个(3,3)-最小 元都加粗显示]	**GTCAC** **TCACG** **CACGC** **ACGCA** **CGCAC** **GCACG** **CACGT** **ACGTC** **CGTCA**

图 5.2　k-mer 计数中使用最小元的示例(加粗部分是每个 k-mer 的最小元)

基于磁盘 I/O 流策略方面，Rizk 等[22]开发了一种名为 DSK 的 k-mer 计算算法[22]，DSK 通过将序列数据分割成小的集合预先存储在磁盘中，然后将其逐渐加载到内存中来优化内存使用。与 DSK 类似，KAnalyze [23]也将子集合中的序列进行划分并且预先存储于磁盘，然后用少量的内存将它们加载运行，以减少内存的使用。Jellyfish [24]算法也融入了磁盘 I/O 流策略，在内存不足的情况下，Jellyfish 会将已经计数的结果以二进制文件的方式存储在磁盘中，并且最后对磁盘中的分块结果文件进行融合。基于磁盘 I/O 流策略的 k-mer 算法，最大的优点是能够使用非常小的内存配置完成 k 很大的 k-mer 计算，但是这是通过增加磁盘 I/O 来实现的，所以时间效率上不具有竞争力[13]。

通过对主流 k-mer 计算方法的分析可以发现，k-mer 计算方法多样，但是基于布隆过滤器的方法存在一定错误率，不适合 LAUPs 计算；基于最小元的方法需要对不同 k-mer 进行最小元寻找的键压缩，因此存在不同 k-mer 之间的关联性，不利于之后的并行加速开发；而完全基于 I/O 流的 k-mer 算法虽然能极大地减少内存使用，但是速度上受到很大限制。Jellyfish 使用哈希表和基于比较交换(compare and swap，CAS)[25]的无锁队列方法，允许在同一时间通过多个线程访问和更新哈希表而不造成冲突，这使得 Jellyfish 在与其他 k-mer 算法进行比较时，速度上具有较大的优势[13, 20]。在内存不足的情况下，Jellyfish 也支持磁盘 I/O 流策略，确保计算的完整运行，所以本书最终选择 Jellyfish 作为 LAUPs 计算中的基础算法。5.2.2 节中，我们将详细剖析 Jellyfish 算法的核心架构，并且介绍本书对 Jellyfish 的优化。

5.2.2 Jellyfish 算法架构

Jellyfish 是美国马里兰大学生物信息学和计算生物学中心 （Center for Bioinformatics and Computational Biology）的 Guillaume Marçais 和 Carl Kingsford 共同研发的一款运行在 64 位 Linux 系统下的 k-mer 计数命令行程序。它可以读取包含 DNA 序列的 FASTA 和 multi-FASTA 文件，并且在 k-mer 计数后以二进制格式输出结果，用户可以使用"dump"命令将二进制结果转换为可读的文本格式。Jellyfish 直接使用哈希表来存储数据，能多线程运行，速度快，内存消耗小。Jellyfish 完全开源（https://github.com/gmarcais/Jellyfish），其最早的 1.0 版本发布于 2011 年，并且在 2015 年发布了 2.0 版本。本书使用的 Jellyfish 版本为 5.6，通过对 Jellyfish 5.6 源码的分析，Jellyfish 算法架构图如图 5.3 所示。

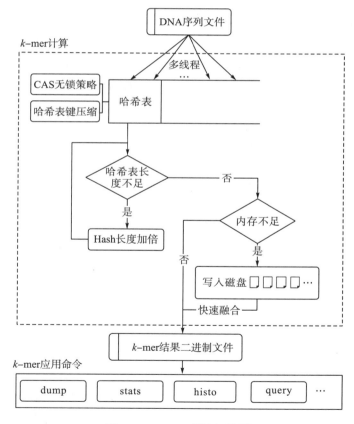

图 5.3 Jellyfish 算法架构图

Jellyfish 读取 DNA 序列文件后，创建一个哈希表，然后使用基于 CAS 无锁策略，利用多线程并行操作哈希表将 k-mer 结果进行存储，充分发挥硬件性能。为节省内存，Jellyfish 对哈希表键进行了编码压缩。为了解决初始指定哈希表长度可能不足的问题，Jellyfish 采用了一个加倍策略，当运算过程中出现哈希表长度不足时，Jellyfish 将创建一个加倍大小的哈希表，将之前的结果转移到新表中，然后继续计数。Jellyfish 还设计了一个磁盘 I/O 策略来应对物理内存不足的情况，策略将已有计数结果以二进制文件的方式输出到磁盘，并且清空哈希表继续运算，全部数据计数完毕后，再使用基于排序的快速融合方法，将磁盘中的多个结果文件合并成最终的结果文件。最后，Jellyfish 实现了一些命令，用于对二进制 k-mer 结果文件进行处理和统计，例如，"dump"命令可以将二进制文件结果转换为文本文件，"stats"命令提供了一些统计方法，"histo"命令可以建立 k-mer 结果的直方图等。下面对架构中的一些关键技术和策略做具体的介绍。

1. 基于 CAS 的多线程无锁并行操作哈希表

Jellyfish 为频次统计设计了一个高效、快速的哈希表。哈希表存储的是键值对"<key,value>"，其中，"key"（键）代表 k-mer 的基因序列，"value"（值）则表示对应 k-mer 的出现次数。对键的访问是通过哈希函数来实现的。Jellyfish 为了便于后续的键压缩和排序，哈希表的长度 M 都设定成 2 的某个次方，例如，对于次方 ℓ，$M=2^{\ell}$。由于 DNA 序列 k-mer 的字符串每一位只由四种字母（A,T,C,G）构成，所以可知 k-mer 键的范围为 $U_k=^{[0,4k-1]}$。于是，哈希函数将建立一个从关键字 U_k 集合到位置集合[0, M−1]的映射关系。

众所周知，哈希表有一个无法避免的问题，那就是冲突问题，哈希表的哈希函数一般是取余（%）函数，这样 hash(m) 与 hash(m+M) 的值一定是相同的。Jellyfish 中通过常见的开放寻址法来解决这个问题。例如试图将 m 放入 position(m,0)时发现该位置已经存放了数据，则会尝试 position(m,1)，position(m,2)……直到成功或者因为某些限制而终止。这种重复尝试，Jellyfish 中被称为"reprobe"。Jellyfish 中使用二次多项式函数 reprobe(i) = i(i+1) / 2 作为寻址函数，用于解决冲突，这在最终快速对哈希表表元素进行排序并且将结果写入磁盘时至关重要。因此可知，在 Jellyfish 中，如果 M 代表哈希表的长度，则给定的一个 k-mer（设为 m）的第 i 个可能的位置(i 代表重复尝试的次数)[24]是

$$\text{position}(m,i) = [\text{hash}(m) + \text{reprobe}(i)] \% M \tag{5.2}$$

不过仅使用这种简单的标准方案在运用锁策略进行并行处理时速度非常缓慢，不能并发访问而且内存效率低下。因为对哈希表加锁虽然可以避免对表的错误更新，保证了安全插入键值对和的更新值，但当哈希表作为临界资源被加锁时，同时只能有一个程序可以获得该资源，因此不可能实现并发访问，这样就无法使

用多线程来提高效率。于是，Jellyfish 采用了一个基于 CAS 的开放寻址[26]无锁哈希表来解决这个问题。这种无锁哈希表采用所有多核 CPU 中都通用的 CAS 汇编指令。CAS 汇编指令可以更新指定内存位置的值，前提是该内存位置没有被另一个线程修改。CAS 操作有以下 3 个主要步骤：首先，根据传入的地址参数读取值；其次，将获得的值与 CAS 函数传入的第二个参数进行比较，如果两者相等，说明该内存没有被其他程序的操作写入；最后，将 CAS 函数传入的第三个值写入该内存地址。倘若两者不相等，说明在此之前已经有其他线程修改了该内存的值，继续修改的话可能会覆盖该线程的更新操作从而产生错误数据。这时 CAS 操作会返回先前在内存位置保存的值。这样就可以通过检查返回值是否等于旧值来确定 CAS 操作是否成功。如算法 5.1 所示，1～7 行代表其第二个步骤：它根据哈希函数的值找到一个相对应的位置，然后假设哈希中的条目为空，进行 CAS 操作。如果 CAS 操作的返回值是空或与键相等，则该位置将用于存储该键。否则触发一个关键的冲突处理：将"reprobe"的值增加，重新开始第二个步骤。如果重复次数已达到最大"reprobe"值，程序会被断定执行失败。第 8～12 行完成最后一步：使用 CAS 操作方式增加键所对应的值。

算法 5.1　Increment(key,value) using CAS

```
Data: K the array where the keys are stored
Data: V the array where the values are stored
      // Claim key
1:    i←0
2:    repeat
3:       if i≥max_reprobe then return False
4:       x←pos(key,i)
5:       i←i+1
6:       current_key←CAS(K[x],EMPTY,key)
7:    until current_key=EMPTY or current_key=key
      // Increment value
8:    cval←V[x]
9:    repeat
10:     oval←cval
11 :    cval←CAS(V[x], oval, oval+value)
12:   until cval=oval
13:   return True
```

2. 哈希表键压缩编码

Jellyfish 利用哈希条目在哈希表中的位置已知这一事实，将键值紧凑地存储在哈希表内从而节省大量的内存空间。具体来说，它选择了一个可以很容易计算的双射函数 $f: U_k \to U_k$，并设置 hash$(m) = f(m) \% M$。因为 $M=2^\ell$，所以 hash 函数和 position 函数［式(5.2)］仅选择 $f(m)+$reprobe(i) 这个值的较低二进制 ℓ 位进行存储。因此，Jellyfish 在哈希表键中存储 $f(m)$ 的较高 $2k-\ell$ 位，这些位与代表重复"reprobe"次数$(i+1)$的二进制位相连，以此完成键、值、重复次数的紧凑存储。

通过给定位置 x 键的编码内容，可以很容易算出存储在这个位置相应 k-mer

的序列。键包含 $f(m)$ 的 $2k-\ell$ 个高位和重复次数 i 的大小。因此，$f(m)$ 的较低 ℓ 位可以通过计算 $x-\text{reprobe}(i) \% M$ 来得出。最后，可以通过计算 f 的逆来得到 m，然后只需要简单的四进制转化就可以知道其基因序列。

3. 内存加倍方法和磁盘 I/O 策略

在 Jellyfish 中，有两个对于内存的分配非常重要，需要用户设定的参数："hash_size" 和 "count_len"。其中，"hash_size" 代表哈希表的长度，为了二进制运算便捷，"hash_size" 的实际大小将被舍入到下一个 2 的幂，即 2^ℓ（2^ℓ 是从小到大第一个大于等于 "hash_size" 的整数）。而 "count_len" 代表值（value）的大小，"count_len" 单位为比特。依据 Jellyfish 的压缩编码，可以得到在实际运算中，Jellyfish 哈希表的总内存可以由以下公式表示（单位为字节）

$$\text{total\_memo} = 2^\ell \times (2k - l + r + 1 + c) / 8 \tag{5.3}$$

式中，total_memo 是总内存数量；2^ℓ 是哈希表长度；r 是最大重复次数；c 是计数值的最大长度；由于之前的单位为比特，所以除以 8 转换为字节。

首先，在 Jellyfish 的计算过程中，有可能出现哈希表长度不足的问题，这时 Jellyfish 会创建一个加倍大小的哈希表，将之前的结果转移到新表中，然后继续计数，但是在实际计算中发现，这个过程需要花费大量的时间。

其次，Jellyfish 设定了一个磁盘 I/O 流策略，假如没有足够的内存支持整个计算，那么它会将中间结果写入磁盘，清空哈希表并且重新开始计数。在完成计数之后，自动启动快速融合方法，将事先写入磁盘的多个文件进行合并，生成一个最终的 k-mer 结果二进制文件。而快速融合方法的关键在于 Jellyfish 对键值对的排序。Jellyfish 的哈希表是根据哈希值的较低 ℓ 位进行排序的，这种排序的优势首先在于可以通过二分查找快速查找结果，更重要的优点就是可以快速合并两个或者多个哈希表。Jellyfish 的这种 I/O 流策略避免了由于计算机内存配置不足而无法完成计算的问题，但是由于不同磁盘的读写速度差别很大，在效率上得不到保障。

5.2.3   Jellyfish 算法优化

通过对 Jellyfish 算法构架的分析可以得出，Jellyfish 由于使用了多线程和 CAS 防死锁策略，其优点是计算速度快并且无差错，并且 Jellyfish 直接使用了哈希表作为存储，在键压缩等节省内存的策略中不同键值的编码相互独立不具有关联性，因此非常适合后续并行加速的编程。但是针对 LAUPs 的计算需求，Jellyfish 仍然存在以下缺点：

（1）当对 LAUPs 进行计算时，由于无法预估 LAUPs 在 k 取值为多少时会开始出现，所以往往需要计算相同物种数据的一个连续 k 值范围内的所有 k-mer。而目前 Jellyfish 一次计算只能设定单个 k 值，因此每次设定 k 值都需要重新读取一遍数据到内存中，势必增加运行时间。

(2)Jellyfish 需要预先设定"hash_size"并且没有给出参数的估计方法，参数设置过小会导致 Jellyfish 进入到哈希表加倍策略，如果参数设置过大，会导致内存占用过高，算法进入磁盘 I/O 策略，将临时结果写入磁盘最后再合并，这将导致计算时间过长。

(3)Jellyfish 需要预先设定"count_len"参数并没有给出合适的预估方法，"count_len"参数设置过小会导致 k-mer 频率值存放空间不足，从而进入耗时的哈希表加倍策略，如果参数设置过大，会导致内存占用过高。

本章在以上分析基础上，结合 Jellyfish 的架构特点和 LAUPs 计算的需求，对 Jellyfish 提出了以下几点改进。

1. 多个 k 值批量计算及 k 值范围预估

由于 LAUPs 计算不仅需要计算某个 k 值大小的 k-mer 结果，而是计算同一个物种序列的一个连续 k 值范围内所有 k-mer，并且依据 k-mer 结果来计算 LAUPs。因此，本书在 Jellyfish 上做出改进，使其支持对多个 k 值的批量计算，优点是可以减少同一物种序列数据的重复读取时间。

由于基因组数据长度"data_size"是已知的，如果 4^k 大于"data_size"，LAUPs 肯定出现(LAUPs 也可能在 k 更小时出现)，于是可以使用公式(5.4)求得必然出现 LAUPs 的最小 k 值

$$\text{min\_}k = \text{ceil}\left[\log_4(\text{data\_size})\right] \tag{5.4}$$

式中，"ceil()"是取大于或者等于表达式的最小整数。另外，考虑到后续多物种 Common LAUPs 等计算的需要，k 取值范围通常在 min_k 的基础上稍作增加(这里增加 2)，于是改进算法中，k 值最终预估取值范围为

$$k \in \left\{1, \text{ceil}\left[\log_4(\text{data\_size})\right] + 2\right\} \tag{5.5}$$

2. "hash_size"的动态预估

假设可用内存为"max_memo_size"，数据长度为"data_size"，那么所有 k-mer 子序列的数量为 data_size$-k+1 \approx$ data_size。而所有的可能排列数量为 4^k，那么最小的"hash_size"可以设定为 4^k 与"data_size"之间的较小者。于是，可以设定

$$\text{hash\_size} = \min(\text{data\_size}, 4^k) \tag{5.6}$$

依据公式(5.3)，可以计算出总体占用内存为

$$\text{total\_memo} = 2^{\text{ceil}\left[\log_2\min(\text{data\_size}, 4^k)\right]} \times \left\{2k\text{-ceil}\left[\log_2\min(\text{data\_size}, 4^k) + r + 2\right]\right\}/8 \tag{5.7}$$

式中，k 是 k-mer 长度；min()是取两个数值中的最小数；ceil()是取大于或者等于表达式的最小整数；data_size 是数据的总碱基长度；r 是最大重复次数。

式(5.7)中得到的总内存数量如果超过了最大物理可用内存，会出现内存不足

无法完成计算的情况，为此设定一个动态内存优化策略，如果 total_memo> max_memo_size，那么将"hash_size"［式(5.6)］的数量减半，直到哈希表内存小于最大可用物理内存。这样 Jellyfish 会在第一次分配哈希表内存用完之后启动加倍策略，而加倍策略所需内存大于物理内存，Jellyfish 会进入写磁盘程序，以确保程序可以完整运行。

3. "count_len"长度优化

由于 LAUPs 计算只需要计算 k-mer 是否出现到一定的数量而不需要准确计算出现了多少次，所以可以将"count_len"固定。目前，LAUPs 算法设置的最大阈值为 1，也就是说一个序列出现 1 次或以上就不属于 LAUPs 序列，因此可以将"count_len"设定为 1。

5.2.4　谱系相关的代表数目不足序列计算算法

依据对 Jellyfish 架构的分析及优化，本书设计并实现一种支持多 k 值的高效的 LAUPs 计算算法，即 JBLC，算法流程图如图 5.4 所示。

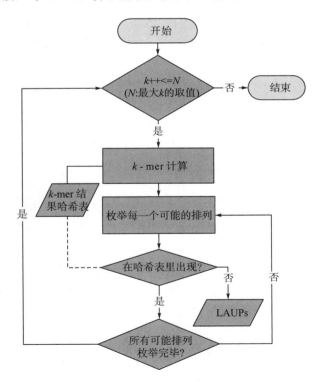

图 5.4　JBLC 算法流程图

算法的具体步骤可以分成以下几步：

(1) 预估 k 的取值范围。依据 5.2.3 节关于 k 值范围预估的方法，预估出 k 的取值范围［式(5.5)］。

(2) 利用改进的 Jellyfish 算法进行单个 k 值的 k-mer 计算。根据式(5.5)的 k 值范围，采用 5.2.3 节所描述的 Jellyfish 的优化，特别实现对"hash_size"以及"count_len"的动态预估［式(5.6)］，对单个 k 值的 k-mer 统计结果进行计算，所得结果存储在一个哈希表中。

(3) 用数值转换方法枚举出所有可能的序列排列。所有可能的序列排列可以通过整数 $1\sim4^k$ 对 4 的取余运算来枚举获得相应的基因序列排列，过程类似于将十进制转换为四进制运算(具体方法见算法 5.2 步骤 6～9)。

(4) LAUPs 判断。将步骤(3)中枚举的每个可能排列在 k-mer 计算结果哈希表中进行查找，如果哈希表中不存在，此排列则为 LAUPs，否则为出现序列。

(5) 递增 k 的取值，循环计算。判断 k 是否达到最大值［式(5.5)］，如果没有，增加 k 的值，从步骤(1)开始循环计算 LAUPs 直到 k 达到设定的最大值。

依据 JBLC 算法的流程，JBLC 算法实现描述如下：

算法 5.2 LAUPs 计数过程算法

```
Input:
    K: the length of k-mer
    data_size: the size of the datasets.
    k,i,j are indexes
Output: LR(k) :LAUPs collection
    1:    String base[4] = { "A", "T", "C", "G" };
    2:    For k = 1,...
    3:        hash_size = min(data_size, 4^k); // Initialize two Jellyfish parameter
    4:        count_len = 1;
    5:        Run jellyfish and get the k-mer result into hash(k) .
    6:        For i = 1,...4^k,
    7:          String kmer_string;
    8:          For j = 0,...k-1
    9:              String kmer_string += base[((i / pow(4, j))) % 4] ;
    10:         End For
    11:          If the permutations kmer_string is in hash(k):
    12:              Put this permutation kmer_string into LR(k).
    13:          End If
    14:        End For
    15:    End For
    16:    Return LR(k);
```

5.2.5 谱系相关多物种共同 LAUPs 计算

谱系是物种或者类群间的进化关系，系统谱系分类学[27]是 20 世纪 60 年代发展出的，区别于传统形态分类学的物种分类方法。传统形态分类学依据的是表型特征的相似性和差异性，这不可避免地会把一些无亲缘关系但特征相似的生物错误地归成一类。而系统谱系分类将分子序列(包括蛋白质和基因)的相似性与表型特征的相似性结合到一起进行综合判断，能更有效地反映生物的演变历史。技术上，谱系分类通常利用聚类、分类等方法对同源序列进行比较和分类，结合蛋白质或基因进化的研究来分类遗传相关的生物群体，研究结果通常是对不同物种进行分类的系统发育树[28]。

由系统谱系分类的概念和方法可以得知，相同或者相近谱系的物种其基因序列具有很强的相似性及关联性，那么这些物种的全基因组 LAUPs 序列也应该具有很强的相似性及联系，因此研究谱系相关物种的共同 LAUPs，相对单个物种更具有广泛意义。生物测序中的错误率会导致单个物种的一些错误 LAUPs。计算谱系相关多物种的共同 LAUPs 可以排除掉这些错误 LAUPs，从而更好地分析出其中的序列特征。

共同 LAUPs 序列是多个物种 LAUPs 序列在同一个 k 长的交集，本书使用式(5.8)来计算多种共同谱系物种的共同 LAUPs，并且称其为 CommonLAUPs[12]。

$$\text{CommonLAUPs} = \cap \left(\sum_{i=1}^{N} \text{LAUPs}_k^i \right) \tag{5.8}$$

其中，i 表示物种的序号；k 为 LAUPs 的长度；N 代表物种的最大序号。

5.3　JBLC 算法性能评估与分析

5.3.1　时间空间复杂度分析

根据文献[24]分析，Jellyfish 读取序列文件的时间复杂度为线性的 $O(n)$，n 代表序列文件的数目。在物理内存充足的情况下，Jellyfish 计算 k-mer 的时间复杂度为 $O[n(2k+\text{max\_reprobe})]$，将结果排序并且写入磁盘中的时间复杂度为 $O[n\log(\text{max\_reprobe})]$[24]，其中 n 代表 k-mer 的数量，k 代表 k-mer 的长度，max_reprobe 代表最大寻址重复次数。在糟糕的情况下，如果计算过程中所分配哈希表内存不够而启动 I/O 流策略，则需要额外对多个临时结果进行合并，这个过程的时间复杂度为 $O(n\log n)$。

在 JBLC 算法中，对于时间性能的优化主要有以下几点：首先 JBLC 对内存分配的参数做出动态预估[式(5.6)]，因此可以充分合理利用物理内存，避免进行没有必要的时间复杂度为 $O(n\log n)$ 的临时结果合并操作以节省时间。Jellyfish 在计算同一物种多个 k 值的读取步骤时，时间复杂度为 $O(n)$，JBLC 通过支持多 k 值的运算，可以将此步骤的时间复杂度降低到常数 $O(1)$。同时，针对 LAUPs 的计算特点，JBLC 预先对 k 的取值进行预估[式(5.4)]从而有效缩小 k 值范围，减少 k-mer 计算步骤的时间{复杂度为 $O[n(2k+\text{max\_reprobe})]$}。

在空间方面，式(5.7)给出了最大内存消耗的计算，由式(5.7)可知，通过对

"count_len"、"hash_size"的优化和预估，可以有效减少内存的消耗，同时针对 LAUPs 的计算特征对 k 值的预估［式(5.5)］也可以有效降低内存消耗。

5.3.2　实验对比分析

为对比验证 JBLC 的性能，选取人类基因组(GRCh38.p10，数据大小约 3.1GB)[5] 作为测试数据，分别采用 JBLC 及 Jellyfish 计算不同 k 取值，计算时间和内存消耗结果如图 5.5(a)、5.5(b)所示。同时，为了对比 JBLC 与 Jellyfish 在计算一段 k 值范围内 k-mer 的时间性能，本书选择 3 个物种：Oryza sativa(GCF_000005425.2，0.38GB)、Microcebus murinus(GCF_000165445.2，2.49GB)和 Miniopterus natalensis (GCF_001595765.1，11.8GB)，分别使用 JBLC 和 Jellyfish 计算这 3 个物种 k 从 9～11 时的全部 LAUPs 各 10 次并求得均值，结果如图 5.5(c)所示。

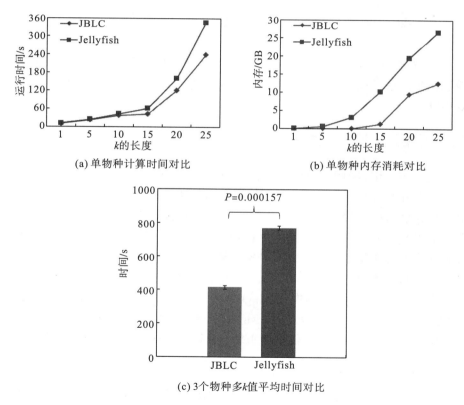

(a) 单物种计算时间对比

(b) 单物种内存消耗对比

(c) 3个物种多 k 值平均时间对比

图 5.5　JBLC 与 Jellyfish 效率对比

由图 5.5(a)可以看出，在单个 k 值 k-mer 计算时间上，JBLC 相比 Jellyfish 随 k 值变大而优势明显。内存消耗方面，从图 5.5(b)中可以观察出，JBLC 相比 Jellyfish

有较大改善。JBLC 算法能在 15GB 以内的内存消耗下完成 k 为 25 的 k-mer 计算。当 k 增加至 15 时，Jellyfish 所需内存空间就已接近 20GB，所以目前主流内存配置的 PC 将难以支持 Jellyfish 计算大规模 k-mer。从图 5.5(c) 可以观察到，在多个 k 值批量 k-mer 计算时，JBLC 相比 Jellyfish 时间上有良好的性能表现，10 次计算的平均时间约为 Jellyfish 的 1/2。统计方法证明 [29]，两者之间具有显著差异 (p 值为 0.000157)。

通过对比分析还可以得知，基于 Jellyfish 优化后的 JBLC 算法相比 Jellyfish 可以有效降低内存消耗，减少数据 I/O 的开销，进而缩短 k-mer 运算时间。特别在多个 k 值的批量 k-mer 计算时有较大优势，能有效快速地进行 LAUPs 计算。但是从内存消耗方面可以得知，使用目前主流内存配置的 PC 进行 k 值较大的 LAUPs 计算速度不容乐观，因此接下来本书使用分布式并行技术对 JBLC 进行加速。

5.4　基于 Hadoop 的 LAUPs 算法并行加速研究

在本节中，分析多物种 LAUPs 序列分布式计算加速存在的问题，提出合理的解决思路和方法，在此基础上，提出一种新的基于 Hadoop 的 LAUPs 计算框架即 MR-JBLC。

5.4.1　问题分析与解决方法

本节试图使用目前主流的基于 MapReduce 的分布式计算框架 Hadoop 对 JBLC 算法进行分布式计算加速。可行性上，从 k-mer 计算定义可以得知，k-mer 计算具有并行度，即 k-mer 计算问题可以很简单地分解为多个子任务，这些子任务可以并行执行。但是直接使用 k-mer 进行 MapReduce 编程，即 map 操作释放值为 1 的所有 k-mers，会带来很大的节点之间带宽开销。为了减少这种开销，在 map 阶段的每个节点上进行 k-mer 计算，然后采用映射操作将单节点结果发送到 reduce 步骤进行汇总更有效。Jellyfish 的作者 Kingsford[24]在文献中也分析指出 MapReduce 范例和优化的 k-mer 计数方法(如 Jellyfish)是正交的，说明以 MapReduce 分布式架构进行 JBLC 加速具有可行性，但是在 JBLC 并行化设计中仍然存在以下问题。

1. k-mer 算法节点内存可能耗费过高

在 k-mer 计算中，当 k 取值过大时，容易出现内存耗费多的问题。例如，Jellyfish 计算人类全基因组，k 为 30 的 k-mer 需要超过 30 GB 的内存[22]。众所周知 Hadoop 等 MapReduce 并行编程框架的优点之一是使用廉价的计算机作为计算节点，以高扩展性与弹性节省成本。所以，直接使用 Jellyfish 等高内存消耗的 k-mer 计算软件进行 MapReduce 编程，容易造成 map 节点内存不足的问题。

2. 现有 k-mer 计算方法开发语言不同导致模型无法通用

Hadoop 框架中，MapReduce 编写默认需要使用与 Hadoop 开发语言一致的 Java，但是在单机 k-mer 计算时，目前主流计算方法实现语言各异。例如，MSPKmerCounter[19]、KAnalyze[23]开发语言为 Java；Jellyfish[24]、KMC2[20]、DSK[22] 等使用 C++开发；Tallymer[30] 等方法的实现语言为 Perl。如何解决跨语言问题是实现模型通用性的主要问题之一。

3. 全基因组序列分布式数据切分问题

在 Hadoop 中，数据上传到 Hadoop 分布式文件系统(Hadoop distributed file systew，HDFS)时首先将被切分成不同的分块(block)，并且依据节点数目和用户设置进行分布式存储和备份，Hadoop 默认 block 分块大小为 64MB。在 MapReduce 计算过程开始时，将对数据进行“切片”，称为“split”。默认数据是按行进行切片，然而基因序列数据中，大部分格式例如 gbff 格式、fasta 格式都是以“>”作为注释开始，也作为基因序列切断的符号。如果直接使用按行切片，最终将出现边缘序列不全而产生结果错误的问题。另外，Hadoop 的一个 Map 节点与 block 分块之间的关系将直接影响性能，如果跨越了多个 block 或者 block 过小，“split”的切分逻辑将造成额外的节点之间数据读取消耗，因此需要进行数据分块策略优化。

针对 k-mer 算法节点内存可能耗费过高的问题，本书 5.2.3 节给出了 Jellyfish 的优化方法：通过优化参数以及支持多 k 值，可以有效降低内存消耗。此外，通过对 24 种代表性物种的最短 LAUPs 计算,知道物种全基因组(WG)的最短 LAUPs 长度在[10,14][12]。根据这个先验知识，通过式(5.5)将 k 值范围缩小。

为解决现有 k-mer 计算方法开发语言不同导致模型无法通用的问题,研究引入 Hadoop Streaming[31]框架，Hadoop Streaming 是 Hadoop 官方推出的允许开发者使用任何自定义可执行文件或脚本作为 MapReduce(可以单独编写 Map 或者 Reduce)程序的编程框架，引入 Hadoop Streaming 后，开发者可以继续使用任意语言的已有 k-mer 算法进行本地计算,避免使用 Java 重新编写算法的工作。Hadoop Streaming 的架构分析以及使用方法见 5.3.2 节。

常用的基因序列文件，例如在 fasta 或者 gbff 格式中，通常使用“>”进行注释和分割。于是在“split”阶段，修改成按照“>”符号进行切割。具体做法是：自定义一个“InputFormat”类，继承“org.apache.hadoop.mapred.FileInputFormat”类，并且重写其中的“createRecordReader( )”方法，将其中的换行分隔符“\n”更换成“\>”。另外，全基因组数据通常以两种形式提供，一种是全部基因放在同一个序列文件中；另一种是分成不同染色体序列。全基因组文件通常很大，因此在分布式计算时使用不同染色体文件更为合适，通过统计发现，许多单染色体的文件在 50～250MB。例如，人类全基因组(GRCh38.p12)，最小的 22 号染色体文件大小为 50.82MB，最大的 1 号染色体文件大小为 248.96MB。设定 block 大小为256MB，可以一定程度减少分块过小导致的数据读取消耗。

5.4.2 Hadoop Streaming 框架

由于 Hadoop MapReduce 程序基于 Java 开发，这给 Hadoop 带来很大的局限性。为了实现跨语言的 MapReduce 编写及运行，Hadoop 提供 Hadoop Streaming[31]编程框架，让程序员可以使用任何可执行文件或脚本程序作为 MapReduce 程序，增加了 Hadoop 的灵活性。

在 Hadoop Streaming 框架中（图 5.6），用户使用其他语言编写的 Mapper 和 Reducer 都会通过参数传给一个 Hadoop 自带的 Java 程序（*-streaming.jar）。这个 Java 程序会负责创建 MapReduce 作业，并且新建一个进程来运行 Mapper，将得到的输入键值对（<key,value>）通过其他语言的标准输入函数（如 C++中的 std::cin）传给它，再将 Mapper 处理后输出的键值对（<key,value>）通过其他语言的标准输出函数（如 C++中的 std::cout）交给 Hadoop。再另开辟进程运行 Reducer，同样通过标准输入输出得到最终结果，过程类似于 Linux 中的管道（Pipe）机制。Hadoop Streaming 使用"java.lang.ProcessBuilder"类用于整个过程中进程的管理，该类提供一套管理操作系统进程的方法，包括创建、启动和停止进程。

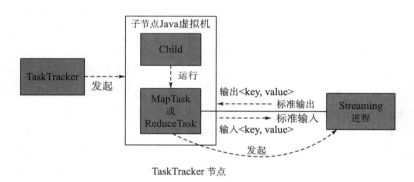

图 5.6   Hadoop Streaming 框架

Hadoop Streaming 的内部运行机制对 MapReduce 开发者是透明的，因此开发者只需要遵循 Hadoop Streaming 的标准输入输出即可完成跨语言的 MapReduce 编写。在使用 Hadoop Streaming 进行 MapReduce 时，命令格式为

```
$HADOOP_HOME/tools/lib/hadoop-*-streaming.jar [options]
```

其中，"$HADOOP_HOME"代表 Hadoop 的安装目录，"*"代表所使用 Hadoop Streaming 的版本，"[options]"则代表选项参数列表。一些常用的参数释义如下：

（1）-input，输入文件路径，通常是 HDFS 路径；

(2) -output，输出文件路径，通常是 HDFS 路径；

(3) -mapper，用户自定义 mapper 程序，可以是任意可执行文件或者脚本；

(4) -reducer，用户自定义 reducer 程序，可以是任意可执行文件或者脚本；

(5) -partitioner，用户自定义 partitioner 程序；

(6) -combiner，用户自定义 combiner 程序(combiner 必须用 java 实现)。

5.4.3　基于 Hadoop 的 LAUPs 分布式计算模型 MR-JBLC

在问题分析以及 JBLC 算法的基础上，本书提出一种基于 Hadoop MapReduce 的高效可扩展的 LAUPs 分布式计算模型，即 MR-JBLC。MR-JBLC 的框架如图 5.7 所示，其工作流程主要包含四个步骤。

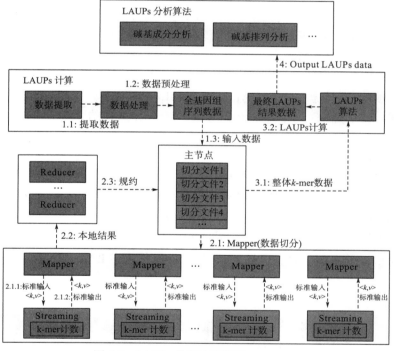

图 5.7　LAUPs 并行计算框架 MR-JBLC

步骤 1　数据准备与预处理。

从通用物种基因组数据库获取数据，提取出基因组序列数据(步骤 1.1)，并且按照染色体分类做数据预处理(步骤 1.2)，形成处理后的物种全基因组数据。然后将基因组序列数据存入 HDFS，Hadoop 将数据按照块大小设置切分成多个切块(依据 5.4.1 节的讨论，数据块大小为 256MB)并进行分布式存储(步骤 1.3)。

步骤 2　MapReduce 分布式 k-mer 计算。

与常规的 MapReduce 架构相同，MR-JBLC 框架将启动 Master 节点来管理 Mapper 和 Reducer 任务。具体 MapReduce 步骤如下：首先，MapReduce 发送 Map 任务至不同的 Mapper 节点(步骤 2.1)；其次，Mappers 节点接收 Master 分配的分片(split)数据，启动 Hadoop Streaming 进程并且将数据以标准输入方式传递给 Streaming(步骤 2.1.1)；Streaming 运行本地节点任意语言的 k-mer 计算算法，并且使用标准输出方式将本地 k-mer 结果以<key,value>的格式输出至 Mappers 节点(步骤 2.1.2)；随后 Master 将触发 Reducers 来处理 Mappers 产生的单个节点 k-mer 结果(步骤 2.2)，并且通过 Reducer 汇总形成物种完整 k-mer 计算结果(步骤 2.3)。

步骤 3　LAUPs 计算。

获得 MapReduce 计算得出的物种 k-mer 结果(步骤 3.1)，使用 LAUPs 计算方法计算出物种在不同 k 取值的所有 LAUPs 序列，最终产生此物种 LAUPs 结果，并且进行最短 LAUPs 统计(步骤 3.2)。

步骤 4　LAUPs 分析。

将计算出的此物种在不同 k 取值的所有 LAUPs 序列数据返回 LAUPs 分析流程中，进行碱基含量分析、序列分析、CommonLAUPs 计算。

显然，由于图 5.7 所示 MR-JBLC 框架 Mapper 节点的 k-mer 计算方法没有局限，最终的 LAUPs 分析模型也可自定义，因此框架能通用于任意物种和任意 k-mer 算法的 LAUPs 计算和分析。

MR-JBLC 并行计算数据流图如图 5.8，数据预处理后的基因序列数据经过数据切分(split)过程，以标准输入方式分配给 Map 步骤进行 k-mer 计算。Map 步骤完成后形成<key,value>键值对，其中 key 为 k-mer，value 即为相应频次数目。键值对以标准输出方式输出给 Shuffle 进行排序和合并。然后提交给 Reduce 步骤得到部分结果。最终合并形成完整 k-mer 结果并且计算出 LAUPs 序列。

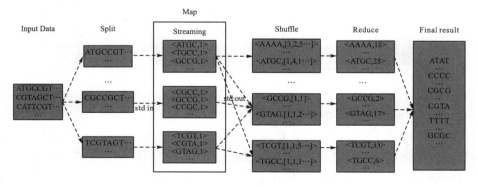

图 5.8　MR-JBLC 并行计算数据流图

5.5　MR-JBLC 性能评估与结果分析

在本节中，首先搭建 Hadoop 分布式大数据平台，然后通过实验计算多种实际物种全基因组数据 LAUPs 结果，验证分布式计算模型 MR-JBLC 基于 Hadoop 的并行化实现结果的有效性和准确性，并且从加速比、扩展性和规模增长性等方面对 MR-JBLC 进行评估。

5.5.1　Hadoop 大数据平台搭建

Hadoop 大数据平台的运行模式有 3 种，分别是单机模式、伪分布式模式和完全分布式模式[32]。本节采用完全分布式模式进行 Hadoop 集群的搭建，并通过虚拟化技术以及合理的参数配置充分发挥集群分布式存储的并行计算能力。平台搭建主要包括以下几个步骤：首先对所有节点进行系统环境的配置；其次对各个节点进行 IP 以及 SSH 的配置，确保节点之间的互联互通；然后合理安装配置 Master 主机和 Slave 从机，包括安装 Hadoop 及 Java 等，同时对 Hadoop Streaming 进行相应配置；最后编写基于 Hadoop Streaming 的 C++ MapReduce 程序，并且采用大数据集测试所搭平台的存储和计算能力。具体步骤和配置过程见附录 1。

5.5.2　并行性能评估与实验分析

为了评估基于 Hadoop MapReduce 以及 Streaming 并行化实现的 MR-JBLC 模型的性能，本节利用真实物种的全基因组数据集进行实验及分析。

1. 实验配置

为测试对比不同节点数目、不同数据大小情况下的计算效率，实验选取 Oryza sativa、Ornithorhynchus anatinus、Homo sapiens、Dasypus novemcinctus 等[5]大小各异的代表性物种的真实基因组序列数据，该数据集合的总数据量约 11GB。为了验证并行实现的加速比、扩展性以及规模增长性，实验通过截取部分数据的方法，将以上基因组数据处理成不同大小的序列数据文件，在 128MB 基础上每次增加 128MB，直到最大单个数据文件为 4GB，在后续的实验中根据不同分析的需要，选取其中的数据集进行计算。基于 5.4.1 节中的步骤，实验平台搭建于集成有 MapReduce 与 Streaming 的 Hadoop 集群，并且使用 JBLC 算法（5.2.4 节）作为 Mapper 节点 k-mer 计算方法实现 MR-JBLC 模型。硬件方面，集群由 1 台 Master 机和最多 8 台 Slave 机组成，实验用机配置为：Intel®CORE i5 7400 CPU 3.0GHz（quad-cores）、8.0GB RAM。所有实验用机均安装操作系统 CentOS 7.3，并安装 Hadoop 2.7.5、JDK

1.6.0、GCC4.5.1、Jellyfish5.6 等。

2. 结果一致性验证

为了验证并行和串行算法结果是否一致,实验首先使用单机 JBLC 算法,随机选取 4 个物种(Homo sapiens、Arabidopsis thaliana、Ornithorhynchus anatinus、Miniopterus natalensis)[5]计算其全基因组 $k=12$ 的全部 LAUPs;其次使用 MR-JBLC 算法在 4 个从节点的 Hadoop 集群中进行相同的 k 值 LAUPs 计算。通过对比两者的结果发现,两种计算环境下,各个物种的 LAUPs 结果数据完全一致,表明 MR-JBLC 并行计算 LAUPs 时,没有影响结果的准确性。

3. 并行性能评估

为了验证 LAUPs 并行算法 MR-JBLC 的并行性能,本节使用并行算法常用的 3 个评价指标[33, 34],即加速比、扩展性以及规模增长性来对算法进行评估。

(1)加速比分析。计算加速比(speedup)的方法是,保持数据不变,不断增加并行节点的数目以进行对比。加速比能够反映并行计算相对串行计算的加速效果,依据文献[34]中的定义,计算加速比可以由式(5.9)获得。

$$\text{speedup}(n) = \frac{T(\text{data},1)}{T(\text{data},n)} \tag{5.9}$$

式中,n 是并行节点数目;$T(\text{data}, 1)$ 是串行计算一定大小数据所花费时间,$T(n)$ 则是同样的数据情况下 n 个节点并行计算的执行时间。

具体地,实验在选取 4 组基因组序列数据(512MB、1GB、2GB、4GB)不变的情况下,将 Hadoop 集群中的节点数从 1 个(串行)依次增加到 8 个来进行加速比分析。实验依据最短 LAUPs 的计算结果(最短 LAUPs 在[10,14])[12],每组都计算其 k 从 10~14 的所有 LAUPs,实验结果如图 5.9(a)所示,可以看出,MR-JBLC 算法的加速比与节点数目成正比,即加速比随着并行节点数量的增加而增加。但是当数据集较小时,加速比不太理想。例如,当数据集为 512MB,节点数为 8 时,加速比仅有 3.01,仅为理想加速比的 37.6%(3.01÷8=37.6%)。随着数据集的增大,所获得的加速比变高,例如,在 8 节点计算 4GB 数据集时,加速比为 6.62,接近了理想加速比,即线性加速比的 82.75%(6.62÷8=82.75%)。由于集群节点之间存在通信消耗以及节点能力不对称(也称为 the skew of the slaves [35])的问题[33, 34],理想的线性加速比很难达到。在数据规模小的情况下,由于通信及初始化等时间消耗所占比例较大,所以加速比不理想,而当数据量增大时,实际计算的时间远远大于通信及初始化的时间消耗,所以加速比较高。

加速比实验结果表明,在基于 MapReduce 并结合 Streaming 框架的 Hadoop 分布式平台上,当数据量较大时,MR-JBLC 算法拥有较好的加速比。

(2)扩展性分析。并行扩展性(scaleup)是在扩大数据的同时,同比例增加并行计算机的数目以验证并行算法在更多节点上处理同比例更大数据的能力。依据文献[33]，并行扩展性可以由式(5.10)计算得出。

$$\text{scaleup}(\text{data}, n) = \frac{T(\text{data}, 1)}{T(n \times \text{data}, n)} \tag{5.10}$$

式中，$T(\text{data}, 1)$ 是算法在单个节点处理给定大小数据的时间；$T(n \times \text{data}, n)$ 是在 n 个节点计算 n 倍大小数据的运行时间。

具体地，实验逐渐增加序列数据集大小，从 128MB 逐渐增加到 1GB（每次增加 128MB），从 256MB 渐增到 2GB（每次增加 256MB），512MB 逐渐增加到 4GB（每次增加 512MB）。同时，同比例增加节点的数目，从 1 个节点增加到 8 个节点以进行 k 从 10～14 的所有 LAUPs 计算。计算结果如图 5.9(b) 所示，随着节点数量和序列数据的等比例增加，MR-JBLC 算法的可扩展性不断下降，在数据量较大时（如 256MB 增至 2G）扩展性保持在 0.5 以上，这说明在基于 MapReduce 并结合 Streaming 框架的 Hadoop 分布式平台上，特别在计算较大数据量序列的 LAUPs 时，MR-JBLC 具有良好的可扩展性。

(3) 规模增长性分析。规模增长性(sizeup)是保持并行节点的数目不变，扩大数据大小以评估并行算法在给定节点中，数据大小成倍增加时执行时间变化的程度。规模增长性可以由式(5.11)[33]计算得出。

$$\text{sizeup}(m) = \frac{T(m \times \text{data})}{T(\text{data})} \tag{5.11}$$

式中，$T(\text{data})$ 是在一定数目节点时，计算单倍大小数据集的时间；$T(m \times \text{data})$ 是在相同数目节点时，计算 m 倍大小数据集的运行时间。

具体地，实验分别在 2、4、6、8 个节点组成的集群中，逐渐增加序列数据的大小，依次从 1GB 增加到 4GB，分别计算数据集 k 从 10～14 的所有 LAUPs。实验结果如图 5.9(c) 所示，在相同节点数目的情况下，规模增长与数据大小正相关，这说明数据越大，需要的计算时间越多。另外，在相同数据大小的情况下，节点数目越多规模增长值越小，并且这种性能差别随着数据的增加更加明显。例如，数据为 2GB 时，2 节点与 8 节点的规模增长值差别不大，但是当数据为 4GB 时，2 节点的规模增长值为 3.52，而 8 节点为 2.8，存在明显的下降，因此从实验可以得知，MR-JBLC 具有良好的规模增长性。

上述实验结果以及性能分析说明，在基于 MapReduce 并结合 Streaming 框架的 Hadoop 分布式平台上，MR-JBLC 算法拥有较好的加速比、良好的可扩展性以及规模增长性性能，特别在数据量较大时，性能表现更加突出。并且，在获得较好的并行性能的同时，可以得到与单机环境中 JBLC 一致的 LAUPs 计算结果。因此，MR-JBLC 提供了一种高性能、可扩展的 LAUPs 序列计算模型，并且具有一定通用性，为其他物种的 LAUPs 计算以及后续 LAUPs 的在线大数据 Web 服务平台建设提供了分布式算法基础。

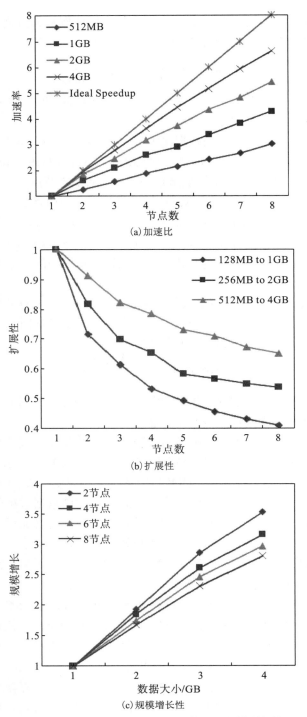

图 5.9　MR-JBLC 加速比、扩展性以及规模增长性

参 考 文 献

[1] Bujnicki J M. Sequence permutations in the molecular evolution of DNA methyltransferases. BMC Evol Biol, 2002, 2: 3.

[2] Gill G S, MacHattie L A. Limited permutations of the nucleotide sequence in bacteriophage T1 DNA. J Mol Biol, 1976, 104: 505-515.

[3] Jeltsch A. Circular permutations in the molecular evolution of DNA methyltransferases. Journal of Molecular Evolution, 1999, 49: 161-164.

[4] Koskinen A M P. 6. Nucleosides, Nucleotides, and Nucleic Acids. New York: John Wiley & Sons, Ltd, 2012.

[5] Ouellette B F. The GenBank sequence database. Methods Biochem Anal, 1998, 39: 16-45.

[6] Stoesser G, Tuli M A, Lopez R, et al, The EMBL nucleotide sequence database. Nucleic Acids Res, 1999, 27: 18-24.

[7] Tateno Y, Imanishi T, Miyazaki S, et al. DNA Data Bank of Japan (DDBJ) for genome scale research in life science. Nucleic Acids Res, 2002, 30: 27-30.

[8] Hampikian G, Andersen T. Absent sequences: nullomers and primes. Pac Symp Biocomput, 2007, 12: 355-366.

[9] Acquisti C, Poste G, Curtiss D, et al. Nullomers: really a matter of natural selection? PLoS One, 2007, 2: e1022.

[10] Herold J, Kurtz S, Giegerich R. Efficient computation of absent words in genomic sequences. BMC Bioinformatics, 2008, 9: 167.

[11] Vergni D, Santoni D. Nullomers and High Order Nullomers in Genomic Sequences. PLoS One, 2016, 11: e0164540.

[12] Zhang L, Xiao M, Zhou J, et al. Lineage-associated Underrepresented Permutations (LAUPs) of Mammalian Genomic Sequences Based on a Jellyfish-based LAUPs analysis application (JBLA). Bioinformatics, 2018, 34: 3624-3630.

[13] Pérez N, Gutierrez M, Vera N. Computational performance assessment of k-mer counting algorithms. Journal of Computational Biology A Journal of Computational Molecular Cell Biology, 2016, 23: 248-255.

[14] Bloom B H. Space/time trade-offs in hash coding with allowable errors. Communications of the Acm, 1970, 13: 422-426.

[15] Melsted P, Pritchard J K. Efficient counting of k -mers in DNA sequences using a Bloom filter. Bmc Bioinformatics, 2011, 12: 1-7.

[16] Roy R S, Bhattacharya D, Schliep A. Turtle: identifying frequent k-mers with cache-efficient algorithms. Bioinformatics, 2014, 30: 1950-1957.

[17] Crusoe M R, Alameldin H F, Sherine A, et al. The khmer software package: enabling efficient nucleotide sequence analysis. F1000research, 2015, 4: 900.

[18] Roberts M, Hayes W, Hunt B R, et al. Reducing storage requirements for biological sequence comparison. Bioinformatics, 2004, 20: 3363-3369.

[19] Li Y, Yan X F. MSPKmerCounter: A Fast and Memory Efficient Approach for K-mer Counting. Computer Science, 2015, arxiv: 1505, 06550.

[20] Deorowicz S, Kokot M, Grabowski S, et al. KMC 2: Fast and resource-frugal k-mer counting. Bioinformatics, 2015, 31: 1569-1576.

[21] Kokot M, Dlugosz M, Deorowicz S. KMC 3: Counting and manipulating k-mer statistics. Bioinformatics, 2017, 33(17): 2759-2761.

[22] Rizk G, Lavenier D, Chikhi R. DSK: k-mer counting with very low memory usage. Bioinformatics, 2013, 29: 652-653.

[23] Audano P, Vannberg F. KAnalyze: A fast versatile pipelined K-mer toolkit. Bioinformatics, 2014, 30: 2070-2072.

[24] Kingsford C. A fast, lock-free approach for efficient parallel counting of occurrences of k-mers. Bioinformatics, 2011, 27: 764-770.

[25] Harris T L, Fraser K, Pratt I A. A Practical Multi-word Compare-and-Swap Operation. International Conference on Distributed Computing, 2002: 265-279.

[26] Purcell C, Harris T. Non-blocking hashtables with open addressing. Distributed Computing, Proceedings, 2005, 3724: 108-121.

[27] Nei M, Kumar S. Molecular evolution and phylogenetics. Oxford: Oxford University Press, 2000.

[28] Huelsenbeck J P, Ronquist F. MRBAYES: Bayesian inference of phylogenetic trees. Bioinformatics, 2001, 17: 754-755.

[29] Zhang L, Zheng C, Li T, et al. Building up a robust risk mathematical platform to predict colorectal cancer. Complexity, 2017, 2017: 1-14.

[30] Apurva N, Stefan K, Stein J C, et al. A new method to compute k-mer frequencies and its application to annotate large repetitive plant genomes. Bmc Genomics, 2008, 9: 517.

[31] Ding M, Zheng L, Lu Y, et al. More convenient more overhead: The performance evaluation of Hadoop streaming. ACM Symposium on Research in Applied Computation, 2011: 307-313.

[32] White T, Cutting D. Hadoop : the definitive guide. O'reilly Media Inc Gravenstein Highway North, 2009, 215: 1-4.

[33] Xu X, Kriegel H P. A fast parallel clustering algorithm for large spatial databases. Data Mining & Knowledge Discovery, 1999, 3: 263-290.

[34] Eager D L, Zahorjan J, Lazowska E D. Speedup versus efficiency in parallel systems. Computers IEEE Transactions on, 1989, 38: 408-423.

[35] Lakshmi M S, Yu P S. Effect of skew on join performance in parallel architectures. Proceedings[1988]International Symposium on, Databases in Parallel and Distributed system, Austin, 1988.

第 三 篇

人工智能在计算生物学数据库服务上的应用

第6章 构建集成D-NetWeaver软件的语义数据库

6.1 D-NetWeaver软件介绍

D-NetWeaver[1]软件通过微分方程网络模型对基因的时间序列表达数据，进行基因调控网络重建。它具体分为 6 个步骤：显著基因检测、聚类、平滑、功能富集分析、规则识别和参数估计细化。

虽然 D-NetWeaver 在处理生物基因的时间序列数据方面拥有强大的功能，但它却不具备对生物基因数据进行管理和存储的功能，用户不能保存以往数据，从而方便有效地使用 D-NetWeaver。众所周知生物大数据具备以下三个特点：①系统需要处理的生物数据量大；②所处理数据的类型数量及类型的复杂性高；③数据操作的频率高。因此，亟需对 D-NetWeaver 增加大数据储存功能，使用户能方便地对各种数据源中的非结构化生物大数据进行组织和存储。相比于传统的数据管理技术，如关系数据库和面向对象的数据库技术，语义网[2]作为一种智能网络，不但能够理解词语和概念，还能够理解它们之间的逻辑关系，使交流变得更有效率和价值。当前语义网技术已广泛应用于大数据的采集、集成和发布。

RDF[3]是 W3C[4]推荐的一种信息描述方式， RDF 最初被设计为一个元数据模型，现在已经是网络引用中的通用方法。它可以使用各种语法标记和数据串行化格式对信息概念进行描述和模拟。RDF 数据模型[5]类似传统的概念建模方法，如"实体-关系(entity relationship，ER)图"或"类图"，一个 RDF 文件包含多个资源描述，而一个资源描述是由多个语句构成，一个语句是由资源、属性类型、属性值构成的三元组表示资源具有的一个属性。资源描述中的语句可以对应自然语言的语句，资源对应自然语言中的主语，属性类型对应谓语，属性值对应宾语，在 RDF 术语中分别称其为主语(subject)、谓语(predicate)、宾语(object)。SPARQL是为 RDF 开发的一种查询语言，它可以获取和管理在 RDF 中存取的数据，它是RDF 数据接入工作组定义的一个标准，被认为是语义网中的关键技术。一个SPARQL[6]查询可由三元组模式、联合、析取以及可选模式组成。本章将通过对基因表达信息(表 6.1)设计语义数据库来展示系统的四个功能，分别如下：

(1)通过将相关的生物元数据集成到语义数据库中来构成 Bio-GRAPH。该过程可以通过三种方法来实现。

（2）通过提供两种文件类型来扩展 D-Netweaver 语义功能。一种是使用 RDF 格式存储数据及数据之间的关联；另一种是以文本格式存储基因时间过程序列元数据，称为 D-GENESEQ。

（3）提供一个语义图可视化界面，以便能更好地从多个角度探索和分析数据之间的连接。

（4）对 D-NetWeaver 的数据存储库整合 SPARQL 查询功能。方便用户快速查询数据和挖掘数据之间的隐藏关系。

表 6.1　基因和细胞数据

参与者	被测试志愿者
参考文献	实验需要参考的对象
主要类型	细胞原始类型
衍生物类型	细胞的衍生物类型
体积	提取细胞体积
文件	包含 D-NETWAVER 分析的时间过程基因数据的对应文件
临床	衍生细胞的估计
药瓶 ID	药瓶序号
实验室名称	完成实验的实验室名称
实际时间	基因序列的提取时间
Geneseq	瓶装基因序列
协议	实验需要遵循的协议

6.2　语义数据库构建

本节的主要目的是利用语义网技术来管理 D-NetWeaver 的生物基因的时间序列数据。该系统功能如图 6.1 所示，A1、A2 和 A3 显示用户将数据导入数据仓库三种方法；B1、B2 和 B3 演示文件管理中的上传和下载功能；C 表示查询参数输入接口；d 表示删除功能；E 是图形可视化功能。它不仅具备基本的数据管理功能（插入、删除、查询、文件管理），还具有以下四个新功能：①生成 Bio-GRAPH；②原始文件系统的语义功能扩展；③SPARQL 查询功能；④Bio-GRAPH 的可视化功能。

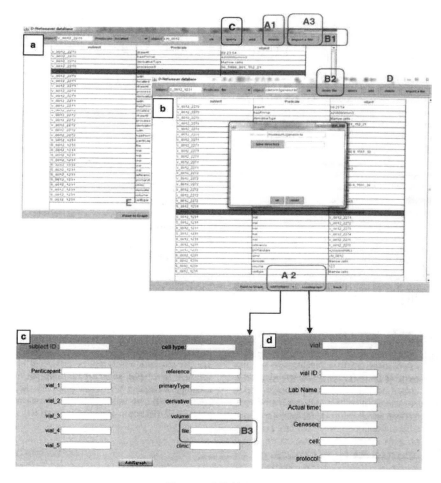

图 6.1　系统的主界面

6.2.1　URI 的编码和 ontology

为了对基因时间序列的表达数据提供标准化数据管理，本节开发一个新的本体论，从而将原始的实验数据转换成 RDF 格式。本体采用语义概念来描述基因数据之间的关系。通过图 6.2 展示本体的关键特征。

在图 6.2 中，本体使用命名空间 URI "http://www.D-Nerweaver/genedata#" 来定义类和属性，例如，某个属性值为 "V_0012_2272" 的实验瓶被表示为 "http://www.D-Nerweaver/genedata＃V_0012_2272"，其中，字母 "V" 表示实验瓶，八个数字代表所存放基因序列的编号。字符串 "LN-0012" 中的两个字母表示该实验室的名称编号，四位数字表示实验室编号。"09:24:54" 代表基因序列的提取时间，而 "Marrow cells" 则指细胞的衍生类型。

```
<Description rdf:about="http://www.D-Nerweaver/genedata#V_0012_2272">
<ns1:located xmlns:ns1="http://www.D-Nerweaver/genedata#">
LN_0012</ns1:located>
<ns1:drawAt  xmlns:ns1="http://www.D-Nerweaver/genedata#">
09:24:54</ns1:drawAt>
<ns1:processed xmlns:ns1="http://www.D-Nerweaver/genedata#">
00_14522_009_1565_39 </ns1:processed>
<ns1:derivativeType xmlns:ns1="http://www.D-Nerweaver/genedata#">
Marrow cells </ns1:derivativeType>
<ns1:with xmlns:ns1="http://www.D-Nerweaver/genedata#">
N_12_2345</ns1:with>
<ns1:hasrespect xmlns:ns1="http://www.D-Nerweaver/genedata#">
ERRP0.6 </ns1:hasrespect >
</Description>
```

图 6.2　D-Sementic 数据类型的 RDF 格式

6.2.2　数据库开发工具

AllegroGraph[7]是构建语义网应用程序开发工具之一。它不仅可以使用三元组存储数据、元数据，还支持 SPARQL、Prolog 及具有内置的 RDFS+ +推理功能。同时，AllegroGraph 还包括社会网络分析、地理空间信息和时空推理的功能[8]。与其他工具相比，AllegroGraph 是一个高性能并且稳定的图形化数据库。它采用基于磁盘有效的内存利用方式，最大可以维护数十亿数据。AllegroGraph 服务器版提供免费的版本，最大可存储 500 万个三元组数据。同时 AllegroGraph 官方宣布只要有足够的内存和磁盘空间，AllegroGraph 企业版对数据存储量没有限制。由于传统的数据库无法存储和管理非结构化的生物数据，所以在生物学研究方面使用语义技术进行数据管理是非常必要的。

6.2.3　Bio-GRAPH 生成

基于 AllegroGraph 的功能，本节的系统提供三种导入数据的方法。

(1)一次插入一个三元组；

(2)每一次增加一个数据图(数据由图表示)；

(3)允许批量加载 RDF / XML 数据(多个图)。

如图 6.1 中 A1、A2 和 A3 中分别展示了导入三种数据格式到数据库的方法。A1 演示将三元组数据导入数据库(例如："V-0012"(主)是位于(谓)"LN-0012"(宾))；A2 演示将由多个 RDF 组成的语义图导入数据库的方法；A3 演示由 RDF 构成的多个语义图的 XML 文件的上传功能。

6.2.4　原始文件系统的语义扩展

本书采用的系统支持两种特殊文件类型。其中之一是如图 6.2 所示的存储为 RDF 格式的生物数据。用户通过图 6.1(B1)导入该类型文件，它可以帮助用户快速导出和导入该文件类型中的数据信息。

另一种文件类型是 D-GENESEQ，管理用于 D-NetWeaver 的基因时间序列数据，该文件格式如表 6.2 所示。这种类型的文件用于管理被 D-NetWeaver 处理的原始数据。该数据库根据数据类型把数据存储为多个文件。用户可以容易地单击图 6.1 中 B3 所示的"文件"按钮上传这种类型的文件，或单击如图 6.1 中 B2 所示的下载按钮，下载文件并予以统计分析。

表 6.2　D-GENESEQ 文件格式

参与项	基因	衍生物	时间 1	时间 2	时间 3	时间 4	时间 5
主体 ID	0001	B 细胞 或普通细胞	0.22	0.42	0.24	0.324	0.522
	...		...	...	...	...	...
	30000		0.44	0.56	0.57	0.69	0.876

6.2.5　生物数据库的 SPARQL 查询功能

该系统中的查询原则使用数据库和本体之间的公共映射作为存储数据和所述用户之间的中间层。它允许用户查询信息，而无须知道数据库架构。该系统提供以下三种类型的参数查询如表 6.3 所示。

表 6.3　三种类型的参数查询

```
(1)单查询模型
PREFIX foat:<http://www.DNetweaver/genedata#>
SELECT DISTINCT ?S ?P ?O
WHERE ?S ?P ?O. FILTER(?s=foat:"+str1+")
```

```
(2)双参数查询模型
PREFIX foat:<http://www.DNetweaver/genedata#>SELECT DISTINCT ?S ?P ?O
WHERE ?S ?P ?O. FILTER ((?s=foaf:"+str1+")&&(?p=foaf:"+str2+") )}
```

```
(3)三参数查询模型
PREFIX foat:<http://www.DNetweaver/genedata#>
SELECT DISTINCT ?S ?P ?O
WHERE ?S ?P ?O. FILTER((?s=foaf:"+str1+") &&(?p=foaf:"+str2+")&&(?o="+str3+") )}
```

6.2.6　生物图形可视化

相较于传统的数据库，语义图的可视化可以帮助用户直接了解数据之间的隐含关系。例如，图 6.3 可以帮助用户快速了解每个实验瓶的详细信息，如"基因序列""实验时间"和"细胞衍生类型"等，并展示实验瓶之间的隐含关系。

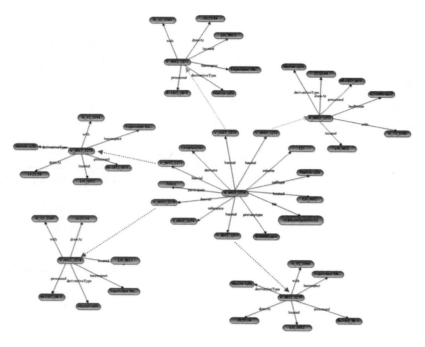

图 6.3　数据关系的可视化

6.3　讨论与结论

　　本章采用 AllegroGraph 和 jena 技术[9]存储数据并管理 RDF 文件。通过 Java 图形用户界面（graphical user interface，GUI）开发图形界面。

　　对于生物数据存储和查询，语义网技术具有简单易用、没有数量限制且功能强大等特点。本章主要研究将语义技术集成到 D-NetWeaver 系统上，增加语义数据管理功能：Bio-GRAPH 的生成、原始文件系统的语义扩展、对数据库的 SPARQL 查询功能和语义图形可视化的界面。在未来将要进一步对元数据信息增加挖掘功能，并考虑其他更优异的查询方法，如利用基于核方法相似查询来扩展现有系统等。

参　考　文　献

[1] Wu S, Liu Z P, Qiu X, et al. High-Dimensional Ordinary Differential Equation Models for Reconstructing Genome-Wide Dynamic Regulatory Networks. New York: Springer, 2013: 173-190.

[2] Berners-Lee T. The Semantic Web, Scientific American. http://www.sciam.com/2001/0501issue/0501berners- lee.html,

2001. 284 (October): 34-43.

[3] Bratt, S. Toward a Web of data and programs. IEEE International Symposium on MASS Storage Systems and Technology. 2005.

[4] Sanderson R, Ciccarese P, Sompel H V D. Designing the W3C open annotation data model. Computer Science, 2013, 88 (2): 366-375.

[5] Dupré J. The Disorder of Things : Metaphysical Foundations of the Disunity of Science. Cambridge: Harvard University Press, 1995.

[6] Sirin E, Parsia B. SPARQL-DL: SPARQL query for OWL DL. Innsbruck: Owled 2007 Workshop on Owl: Experiences and Directions, 2007.

[7] Aasman I J. Allegro Graph: RDF Triple Database. Researchgate. net/publication/Z65662488-Allegro-Graph_RDF_Triple_Database[2018-12-10].

[8] Aasman J. Unification of geospatial reasoning, temporal logic, & social network analysis in event-based systems. International Conference on Distributed Event-Based Systems, 2008.

[9] Mcbride B B, Boothby D, Dollin C. An Introduction to RDF and the Jena RDF API. Jena.apache.org/tutorials/rdf_api.html[2018-12-10].

第7章 LAUPs 序列大数据分析平台：WSLAUP

基于最新生物大数据和查询分析工具的在线数据库系统及其 Web 服务是目前生物信息学的重要资源，对生物大数据的共享、促进生物信息学的研究有重要意义[1]。随着新一代测序技术、大数据云计算的不断发展，研究者开发了越来越多的生物信息在线数据库系统以及 Web 服务并被全世界的研究者所使用，其中 NCBI[2]、GenBank[3]、 EMBL[4]、GENCODE[5]、UCSC Genome Browser[6]等已经成为知名且权威的在线数据库和 Web 服务。本章以 LAUPs 序列在线大数据分析 Web 服务平台为例，介绍如何使用 Web 服务提供的生物信息查询分析服务。

7.1 LAUPs 相关背景

k-mer 频次统计是分析生物序列规律的重要方法，已经广泛应用在包括基因组装配、Motif 发现、重复序列识别和基因组复杂性评估等方面[7-10]。早先的 k-mer 研究大多着重于分析出现序列的规律，而近年出现针对未出现 k-mer 序列的研究[11-14]。如果 DNA 序列的长度是 N，那么序列的所有排列可能就是 4^N，但是在现有的公共数据库中，并没有包含所有的可能。相关研究表明[11-14]，这些未出现的序列与序列相关的调节机制(如甲基化、CpG 岛、染色体结构等)有紧密的联系，对于研究序列相关的调节机制有重要意义。在对大量物种进行分类分析时，这些未出现的序列进一步被证明是与物种族系相关的，因此把这些多个谱系相关物种在任何已知的公共数据库中都不存在的 k-mer 子序列，定义为谱系相关的代表数目不足排列(LAUPs)[15]。

为避免在同一物种相同版本基因组数据上的重复计算，更有效地对 LAUPs 序列进行分析，开发一个易于使用的在线数据库用于存储和可视化处理 LAUPs 序列是非常必要的，这有助于生物学家对 LAUPs 序列进行更深入的挖掘，揭示其序列特征和其中蕴含的生物学含义。为此，本章建立了 WSLAUP(web server for lineage-associated underrepresented permutations)在线服务平台[16]，平台目前存储了包括细菌、动物(包括人)、植物等 32 种代表性的物种全基因组，k-mer 长度从 9～14 的所有 LAUPs。选择 9～14 这个阈值范围是因为在对许多物种进行计算后发现"最短 LAUPs"的序列(k)长范围为 9～14 [15]，而且已有的 DNA 碱基双分子物理力研究[17, 18]和 DNA 10-nt 规律性研究[19, 20]结果也验证了这个取值范围的合理性。由于最短 LAUPs 最具有代表性[15]，所以本章提供最短 LAUPs 的分析功能。本章统计 LAUPs 的 GC 含量以及 AG（嘌呤）含量，并且对 GC 含量与 AT 含量、AG（嘌呤）和 CT（嘧啶）之间的显著差异性进行统计。用户还可以选择两个物种进行 LAUPs 对比分析。同时，由于 LAUPs 是与物种族系相关的，本章还开发多物种共同 LAUPs 计算分析功能，用户可以随意选取多个物种进行共同 LAUPs 的计算和分析。为了挖掘大量 LAUPs 序列中的排列规律，本章还使用 Motif 工具发现频繁出现的 LAUPs 模式。同时网站还提供物种全基因组 LAUPs 计算分析源程序，用户能够很方便地对其他感兴趣的物种全基因组 LAUPs 进行计算及分析。这些工作的目的是构建一个易用的平台，存储代表性物种 LAUPs 序列数据，并且将数据进行可交互的可视化呈现，便于研究者发现和研究这些序列的特征。

7.2　总体架构设计

根据 LAUPs 在线大数据分析平台的需求，结合 LAUPs 的计算和分析方法[15]以及已有的前后端技术，本节设计平台的总体技术架构。如图 7.1 所示，在前端，架构设计重点在于操作界面的友好度、LAUPs 计算分析结果的可视化和交互性，以及对不同浏览器的兼容性。在服务器端，架构设计重点在于设计合理的数据存储方式、提供开放的多语言逻辑接口以加强逻辑扩展性以及高效的分布式 LAUPs 计算部署。

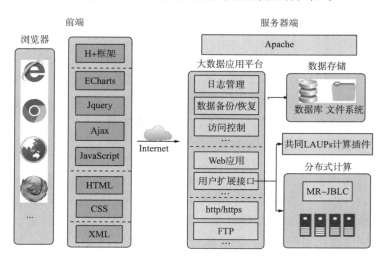

图 7.1　LAUPs 大数据分析平台整体架构

平台使用了一个左右两栏式布局，扁平化设计的前端 UIH+框架，以确保整体布局的合理性。H+框架集成了 Jquery 插件，采用 HTML5 以及 CSS3 进行编写，具有丰富的动态效果和样式，并且保证了页面对不同浏览器的兼容。除此之外，为了更直观地展示计算和分析的结果，前端使用了百度数据可视化开源库 ECharts[21]，ECharts 使用 JavaScript 编写，具有良好的兼容性和丰富的可视化效果，并且提供灵活的交互功能，可以方便用户从不同的层面选择性地展示数据。另外，在 HTML+CSS 传统静态页面展示的基础上，使用 Ajax 与后台进行异步交互，并且使用 XML 数据结构组织存储配置数据。

在服务器端，使用开源的 Apache 作为 Web 服务器软件。在后台采用了一个大数据应用平台[22]，平台的后台支持各种主流关系数据库，支持模块化复用，提供多种技术架构的服务端插件框架，也支持 HTML5 /Jquery/ExtJS 等技术，具有完备的功能以及良好的扩展性，完全符合平台后台需求。此平台还在管理层实现了日志管理、数据备份/恢复、访问控制等实用功能。通过大数据应用平台的服务端插件框架，平台不仅可以快速整合和部署 MR-JBLC 分布式计算算法，为研究者提供物种 LAUPs 在线计算功能，还为开发 CommonLAUPs[15]等后台插件提供了兼容而便捷的接口，从而加快后台开发的进度。在数据存储方面，平台使用关系数据库来存储物种和用户计算记录等信息，并利用合理组织的文件系统存放物种 LAUPs 序列数据、多物种 CommonLAUPs 结果等信息。

7.3　平台关键技术

1. H+主题 Web UI 框架

H+[23]是一个完全响应式的扁平化主题 UI 框架，具有左右和上下两栏式经典布局。H+基于 Bootstrap3.3.6 最新版本开发，运用 HTML5 和 CSS3 等最新前端技术，同时它还集成最新的 Jquery 版本(v2.1.4)，具有丰富的前端动态效果。LAUPs 大数据分析平台前端使用该框架左右布局的设计理念，页面左侧是功能模块导航，右边则根据所选模块展示相应具体界面，风格简洁清晰。

2. Echarts

Echarts[21]是由百度公司开发的 JavaScript 实现开源可视化库，ECharts 支持 Canvas、SVG(4.0+)、VML 等多渲染方案，因此具有非常好的平台兼容性。它的底层依赖轻量级的矢量图形库 ZRender，生成的数据可视化图表直观、交互丰富，并且满足高度个性化定制需求。通过增量渲染技术配合细致的优化，ECharts 能够展现千万级的数据量。ECharts 还支持多维数据，在数据格式方面，ECharts 支持二维表、key-value 等多种格式的数据源，通过简单的属性设置就可以完成从数据到图形的映射。LAUPs 大数据分析平台使用 Echarts 对 LAUPs 出现数目、碱基含量等特性进行可视化展示。

3. Jquery

Jquery[24]是一个对 JavaScript 常用的功能进行封装后的 JavaScript 框架。Jquery 设计的宗旨是 "Write Less, Do More"，它通过优化 HTML 操作、前端事件处理、动态效果和 Ajax 异步交互，大大简化前端代码的编写。Jquery 兼容各种主流浏览器，并且拥有便捷的插件扩展机制，广大开发者在 Jquery 的基础上开发了丰富的插件。在 LAUPs 大数据分析平台中，使用 Jquery 进行前端代码编写、Ajax 异步交互以及动态效果制作，Jquery 良好的浏览器兼容性也保证平台在不同浏览器访问时的一致性。

4. 大数据应用平台

WSLAUP 使用了生物医疗信息大数据平台[22]的部分功能，此大数据平台具有三层架构，技术平台支持 Delphi/JAVA 等主流开发工具，基于 Socket 技术底层封装实现，不依赖任何第三方技术，稳定可靠。它支持 B/S 开发，也支持标准 RFC2616 网络协议、ISAPI/JSONRPC/XMLRPC/AJAX 等技术，具有效率更高的 DLL 形式的业务逻辑部件，也支持 HTML5/JS/Jquery/ExtJS 等技术。它的 SDK 提供完善的 SDK 包，包含 PC、移动端、WEB 端的各类开发包。最重要的是平台提供自定义的接口应用服务，支持各类复杂业务下的接口融合和接口交互。LAUPs 大数据分析平台主要利用这个开发平台的自定义接口，使用多种语言编写逻辑插件，例如，平台使用 Delphi 编写了 LAUPs 物种查询插件、LAUPs 数据分析插件，并且使用 Perl 语言编写了多物种 CommonLAUPs 计算插件。

5. 数据存储及分布式计算部署

平台使用了关系数据库 SQLServer 来存储物种相关信息、用户计算记录等信息。同时使用物种的 NCBI 全基因组 ID 作为编号，使用文件系统来存放物种 LAUPs 序列数据、多物种 CommonLAUPs 结果等信息，以供用户查询。平台基于 Hadoop Mapreduce，依据 MR-JBLC 计算框架，对 LAUPs 计算进行分布式计算部署。

7.4 平台结果与讨论

在 7.2 节所描述的整体架构设计下，本章建立了一个 LAUPs 在线大数据分析平台(http://www.combio-lezhang.online/laups/index.html)，并命名为 WSLAUP，该 Web 服务目前存储了 32 个代表性物种(包括细菌、动物和植物)的 LAUPs，提供了一系列 LAUPs 相关的计算分析功能模块，并且使用友好易用的可交互图表，对数据以及分析结果进行了展现。下面对 WSLAUP 中的主要功能模块做简单介绍。

1. 平台功能模块

平台主页如图 7.2 所示，左侧是功能模块导航栏，选择左侧每一项，右侧则显示对应的内容。导航栏的第一项是主页，主页中用丰富的图文对 LAUPs 的概念和计算分析方法进行简介。接下来的三项是 WSLAUP 提供的三种基本功能模块："单个物种模式（Analysis of LAUPs for single species）""对比模式（LAUPs comparison）"以及"多物种 CommonLAUPs 模式（Analysis of multi-species commonLAUPs）"。其中，单个物种模式对单个物种的 LAUPs 序列特征进行探索。对比模式则可以选取任意两个物种进行 LAUPs 特征的对比。多物种 CommonLAUPs 模式允许用户任意选择多个物种计算出 CommonLAUPs，并且进行特征分析。在每个功能模式下，都通过一系列可交互图表，对相关 LAUPs 序列的特征进行分析和可视化展现。同时，在"The Source code for LAUPs Count"功能项中提供其他物种全基因组 LAUPs 的在线计算功能。而在"Motif discovery"和"CVtree3"两项中，平台链接 Motif 发现工具 MEME 以及分类树工具 CVtree3，以便研究者在 LAUPs 数据的基础上做进一步分析。下面对这些功能模块进行详细介绍。

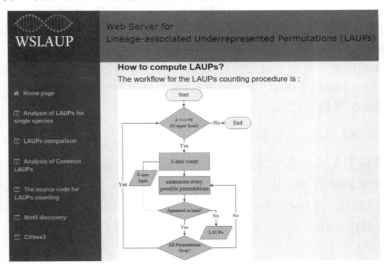

图 7.2   WSLAUP 主页

1）单个物种 LAUPs 分析

选择"Analysis of LAUPs for single species"选项，用户将进入单个物种模式。在此模式中，页面上方是物种选择框，见图 7.3（a），用户选择物种类别及具体物种，接着单击"Submit"按钮展示分析结果。在分析结果中，"The dynamics of LAUPs"图使用柱状图的方式展现相关物种在不同 k 值情况下 LAUPs 出现的数量，见图 7.3（b）。图 7.3（c）"GC/AG ratio"则使用可交互折线图的方式展示相关 LAUPs 在不同 k 值下的 GC 含量和 AG(嘌呤)含量的比例统计。用户可以通过单击图示上方不同的图例选择展示或者隐藏部分数据，图示在右上角还提供数据模式展现、保存成图片等便捷功能。页面的最后对最短 LAUPs 的 GC 含量与 AT 含量、AG(嘌呤)和 CT(嘧啶)之间的显著差异性进行统计，并且将结果以表格的方式进行展示，见图 7.3(d)。统计的结果是显著性差异统计结果的 *P*-value(括号中数值)，选取 0.05 作为阈值，如果 *P*-value 小于 0.05，代表差异性是显著的(标注为 Yes)，反之则不显著(标注为 No)。例如，从图 7.3(b)中可发现，物种"Homo sapiens"最短 LAUPs 的 *k* 为 11，数量为 100 个。而从图 7.3(c)可以看到，LAUPs 的 GC 比例较高，在 60%左右，AG 比例在 50%左右。从图 7.3(c)中则可以看出，物种"Homo sapiens"的 AT 与 GC 之间的差异性显著，而 AG(嘌呤)和 CT(嘧啶)之间的差异性不显著。

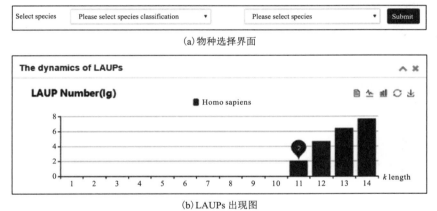

(a)物种选择界面

(b)LAUPs 出现图

(c)LAUPs GC/AG 比例图

Species	Genome Size,(bp)	Shortest LAUPs K length.	Shortest LAUPs Number	AT/GC compare,(P value).	AG/CT compare,(P value).
Homo	3241953429	11	100	Yes(2.324e-37)	No(1)

(d)

图 7.3　单个物种模式模块界面

2）LAUPs 对比分析

选择"LAUPs comparison"选项，用户将进入 LAUPs 对比分析模块。如图 7.4(a)所示，用户需要选择两个不同的物种，以获得对比结果。生成的结果图表含义和对图示的操作与单个物种模式类似。例如，在这个模块中物种 1 选择 Mammals(except Primates)中的 Rattus norvegicus，物种 2 选择 Plant 中的 Oryza sativa，得到的结果如图 7.4 所示。从图 7.4(b)可以看出，Rattus norvegicus 和 Oryza sativa 的 LAUPs 数量都随序列长度变大而增加，前者的最短 LAUPs 的序列长度为 11，比物种 Oryza sativa 短。从图 7.4(c)可以看出，两个物种的 LAUPs 都是 GC 比例较高，在 60%左右，AG 比例在 50%左右。而图 7.4(d)表明两个物种 AT 与 GC 之间的差异性显著，AG(嘌呤)和 CT(嘧啶)之间的差异性不显著。

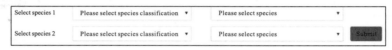

(a) 对比物种选择界面

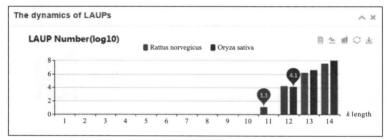

(b) LAUPs 出现对比

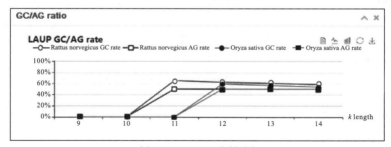

(c) LAUPs GC/AG 比例对比

Species	Genome Size, (bp)	Shortest LAUPs K length.	Shortest LAUPs Number	AT/GC compare, (P value).	AG/CT compare, (P value).
Rattus norvegicus	2870184193	11	12	Yes(2.5180e-05)	No(1)
Oryza sativa	382778125	12	13543	Yes(0)	No(1)

(d) 显著差异性统计结果对比

图 7.4　LAUPs 对比结果图

3）CommonLAUPs 分析

选择"Analysis of multi-species CommonLAUPs"选项，用户就可以进入多物种 CommonLAUPs 模式，在这个模式中，用户可以在多选列表中任意选择多个物种来计算它们之间的 CommonLAUPs，并做相关分析（图 7.5）。

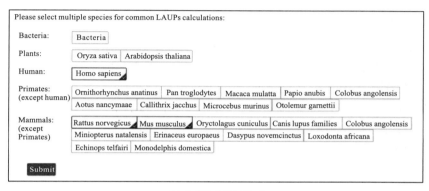

（a）多种物种选择界面

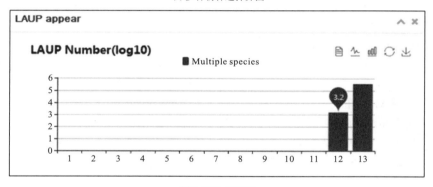

（b）LAUPs 出现图

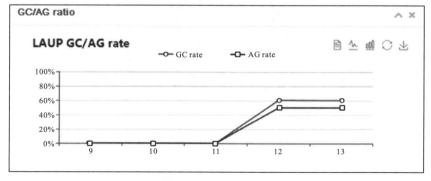

（c）LAUPs GC/AG 比例图

The species you selected: Homo sapiens, Rattus norvegicus, Mus musculus,

The minimum K value for the common LAUPs in the DNA of the selected species: 12

Please click here to download and view the common LAUPs: Click Here

(d) CommonLAUPs 文件下载链接

图 7.5　多物种 CommonLAUPs 分析结果

如图 7.5(a) 所示，选择 Homo sapiens、Rattus norvegicus 和 Mus musculus 这三种物种，结果如图 7.5(b) 和图 7.5(c) 所示。图 7.5(b) 显示了它们三者之间 CommonLAUPs 的数量与序列长度(k)的变化关系，可以观察到 CommonLAUPs 的最小 k 值是 12。图 7.5(c) 可以看到，CommonLAUPs 中的 GC 比例较高，在 60% 左右，AG 比例在 50% 左右。同时，页面的最下方，平台还提供了最小 k 值的 CommonLAUPs 文件下载链接，见图 7.5(d)，以供用户进一步研究分析。

4) 其他功能模块

在接下来的 3 个导航栏目中，"LAUPs counting code"提供了 LAUPs 计算代码的下载链接和简要的介绍。而"Motif discovery"则链接到 Motif 发现的在线服务 MEME。由于平台所提供下载的 LAUPs 文件完全符合 MEME 输入格式的要求，所以用户只需将其上传至 MEME，并做相应的参数设置，就可获得多个类似图 7.6 的 Motif Logo 图。Logo 图代表着这些 LAUPs 序列的排列频繁模式，其中图的横坐标为单个 Motif 的位置，纵坐标为相应"bits per position"[25]值，bits per position 值越大这个位置的碱基重复出现越频繁，例如，图 7.6 中 3、4 和 6、7 位置的四个碱基是重复出现最频繁的。最后导航项目"CVtree3"链接到一种无序列比对的全基因组系统发育树工具 CVtree3，这是后续 LAUPs 研究中将会使用到的发育树工具。

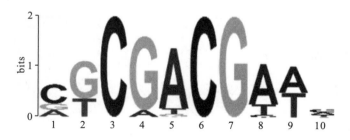

图 7.6　Motif Logo 图

2. 讨论

WSLAUP 是一个多物种全基因组 LAUPs 计算分析平台，平台可对物种 LAUPs

进行计算，并且使用用户友好的界面将 LAUPs 数据进行可交互的图表呈现，并结合已有的有效序列分析工具，期望帮助研究者发现和研究 LAUPs 的序列特征和背后可能的生物学意义。

本章对 WSLAUP 所实现的功能模块进行了功能测试，目前平台实现了既定功能并能确保 7×24h 稳定运行。性能方面，平台可以支持 500 人同时访问，用户连接网站至主页全部加载完毕，不超过 3s，在进行 CommonLAUPs 计算时，时间间隔不超过 3min。在并发访问和数据展示速度上，平台都达到了设计时要求的性能。但是在计算其他物种 LAUPs 时，由于需要从 NCBI 下载物种数据等，计算所需时间过长。未来在增加服务器配置的同时，需要结合 GPU 加速等高性能计算技术对性能进行进一步优化。

此外，在现有功能设计上，平台仍有不少改进的空间。例如，平台应扩大 LAUPs 计算物种的种类和数目以更好地探索序列特征和生物功能；平台可以直接将 CommonLAUPs 结果作为参数赋给 MEME 来生成 Motif 结果，从而节省用户手动上传数据的步骤；同时在 CommonLAUPs 和物种 LAUPs 计算等耗费过长时间的功能中，通过加入展示进度的用户提示界面，有效提升用户的体验等。

未来将在平台中加入更多的 LAUPs 相关分析，如更深入的 LAUPs 排列规律分析、使用 CpG-containing 方法分析 LAUPs 与 CpG 岛之间的关系[15]、分析 LAUPs 及其变体在泛癌基因组中的调控序列变化等。平台期望从不同角度及关联对 LAUPs 进行分析，以促进共同研究这些特殊序列的排列特征，解释可能关联的生物学功能。

参 考 文 献

[1] Neerincx P B, Leunissen J A. Evolution of web services in bioinformatics. Briefings in Bioinformatics, 2005, 6: 178-188.

[2] Pruitt K D, Tatusova T, Maglott D R. NCBI Reference Sequence（RefSeq）: a curated non-redundant sequence database of genomes, transcripts and proteins. Nucleic Acids Res, 2005, 33: 501-504.

[3] Ouellette B F. The GenBank sequence database. Methods Biochem Anal, 1998, 39: 16-45.

[4] Stoesser G, Tuli M A, Lopez R, et al. The EMBL Nucleotide Sequence Database. Nucleic Acids Res, 1999, 27: 18-24.

[5] Harrow J, Denoeud F, Frankish A, et al. GENCODE: producing a reference annotation for ENCODE. Genome Biology, 2006, 7: 1-9.

[6] Karolchik D, Baertsch R, Diekhans M, et al. The UCSC Genome Browser Database. Nucleic Acids Research, 2003, 31: 51-54.

[7] Warren R L, Sutton G G, Jones S J, et al. Assembling millions of short DNA sequences using SSAKE. Bioinformatics, 2007, 23: 500-501.

[8] Ondov B D, Treangen T J, Melsted P, et al. Mash: fast genome and metagenome distance estimation using MinHash. Genome Biology, 2016, 17: 132.

[9] Yang J, Wang W. CLUSEQ: Efficient and Effective Sequence Clustering. International Conference on Data Engineering, 2003. Proceedings, 2003: 101-112.

[10] Huggins P, Zhong S, Shiff I, et al. DECOD: fast and accurate discriminative DNA motif finding. Bioinformatics, 2011, 27: 2361-2367.

[11] Hampikian G, Andersen T. Absent sequences: nullomers and primes. Pac Symp Biocomput, 2007, 12: 355-366.

[12] Acquisti C, Poste G, Curtiss D, et al. Nullomers: really a matter of natural selection? Plos One, 2007, 2: 1022.

[13] Herold J, Kurtz S, Giegerich R. Efficient computation of absent words in genomic sequences. Bmc Bioinformatics, 2008, 9: 167.

[14] Vergni D, Santoni D. Nullomers and high order nullomers in genomic sequences. Plos One, 2016, 11: e0164540.

[15] Zhang L, Xiao M, Zhou J, et al. Lineage-associated underrepresented permutations（LAUPs）of mammalian genomic sequences based on a Jellyfish-based LAUPs analysis application（JBLA）. Bioinformatics, 2018, 34（21）: 3624-3630.

[16] Zhang L, Xiao M, Yang X, et al. WSLAUP: A K-mer based web server for Lineage-associated Underrepresented Permutations.（prepared）, 2019.

[17] Essevazroulet B, Bockelmann U, Heslot F. Mechanical separation of the complementary strands of DNA. Proceedings of the National Academy of Sciences of the United States of America, 1997, 94: 11935-11940.

[18] Rief M, Clausen-Schaumann H, Gaub H E. Sequence-dependent mechanics of single DNA molecules. Nat Struct Biol, 1999, 6: 346-349.

[19] Chen K, Meng Q, Ma L, et al. A novel DNA sequence periodicity decodes nucleosome positioning. Nucleic Acids Research, 2008, 36: 6228-6236.

[20] Worning P, Jensen L J, Nelson K E, et al. Structural analysis of DNA sequence: evidence for lateral gene transfer in Thermotoga maritima. Nucleic Acids Research, 2000, 28: 706-709.

[21] Bond G W, Goguen H. ECharts: Balancing design and implementation. Proceedings of the 6th IASTED International Conference on Software Engineering and Applications, 2012.

[22] 肖铭, 陈平, 何鸿谕, 等. 建设适应重庆地区的区域医学影像信息和大数据分析平台. 中国生物工程杂志, 2017, 37（11）: 28-36.

[23] zihan.（2015）. H+ 主题 UI 框架. Available: http://www.zi-han.net/theme/hplus/[2018-10-12].

[24] Mccormick E, Volder K D. JQuery:finding your way through tangled code. in Companion To the ACM Sigplan Conference on Object-Oriented Programming, Systems, Languages, and Applications, OOPSLA 2004, October 24-28, 2004, Vancouver, Bc, Canada, 2004: 9-10.

[25] D' haeseleer P. What are DNA sequence motifs?. Nature Biotechnology, 2006, 24: 423-425.

附录　Hadoop 大数据分析
平台环境搭建步骤

1. 系统环境配置

　　Hadoop 是基于 Linux 操作系统的程序架构，因为其部分功能实现利用 Linux 操作系统的相关技术，所以目前 Hadoop 的生产环境只有 Linux。不过由于 Hadoop 编程语言 Java 具有良好的跨平台性能，Hadoop 也可以在其他操作系统下进行开发，例如，在安装并配置好 Cygwin 之后，可以使用 Windows 系统搭建集群来进行 Hadoop 开发。本书为了尽可能减少因平台不兼容导致的问题，选择基于 Linux 的 CentOS 7 操作系统，CentOS 的安装步骤相对简单，在此不做细节讲述。在每个节点安装系统完毕后，需要添加 Hadoop 用户，具体步骤：

　　以 root 权限登录终端命令行，执行命令

```
useradd -m hadoop -s /bin/bash
password *****        //"*****"为所设置的登录密码
```

　　之后退出 root 用户换以 Hadoop 用户登录验证

2. 各节点 hosts 的配置

　　配置各节点的/etc/hosts，修改所有节点的 IP 地址映射关系，如：

```
192.168.0.50 master
192.168.0.51 salve1
192.168.0.52 salve2
...
```

　　其中，主机名可以通过以下命令重命名，例如，修改主机名为 centos：

```
sudo vim /etc/hostname
HOSTNAME = centos
```

3. 安装配置 SSH

　　完全分布式模式下需要在从节点上执行命令进行计算操作，因此需要安装和配置 SSH 进行远程登录。而为了避免每次登录都输入密码，还需要完成 SSH 的无

密码公钥认证。具体步骤简述如下，首先生成无密码公钥：

```
cd ~/.ssh/
ssh -keygen -t rsa
cat id_rsa.pub >> authorized_keys
```

然后在主节点上用 scp 命令将公匙传输到各个从节点：

```
scp ~/.ssh/id_rsa.pub * : ~/.ssh/
```

其中，"*"为从节点的 IP。

之后在每一个从节点上将主节点生成的公钥加入到本地授权：

```
mkdir ~/.ssh
cat ~/.ssh/id_rsa.pub >> ~/.ssh/authorized_keys
rm ~/id_rsa.pub
```

所有的 Hadoop 从节点进行相同操作，当主节点向各从节点发起 SSH 连接时（如使用"ssh 192.168.0.52"连接 salve2）时，除了首次提示需要输入密码之外，在之后的连接时将不再需要密码，则表明成功配置了 SSH 无密码验证。

4. 安装 Java 环境

由于 Hadoop 必须使用 Java 进行编译及执行，为此需要在主节点和从节点上安装和配置 jdk。在 Linux 系统中，可以手动下载 jdk 的文件包，然后解压放到文件夹中，如通过命令行进行下载安装，命令如下：

```
mkdir /usr/java
sudo /chmod +x jdk-6u45-linux-x64.bin
./ jdk-6u45-linux-x64.bin
```

其中，"/usr/java"是 Java 安装的位置；"jdk-6u45-linux-x64.bin"是 Java 的版本。接下来，执行命令"gedit/etc/profile"，添加以下内容，以配置每台主机的环境变量：

```
export JAVA_HOME=/usr/java/jdk1.6.0_45/
export JRE_HOME=/usr/java/jdk1.6.0_45/jre
export CLASSPATH=.:$CLASSPATH:$JAVA_HOME/lib:$JRE_HOME/lib
export PATH=$PATH:$JAVA_HOME/bin:$JRE_HOME/bin
```

完成后，可以使用"java -version"命令进行测试，如可打印出 Java 版本信息，则表明 Java 已经安装配置成功。

5. Hadoop 安装配置

一般将 Hadoop 压缩包解压安装在"/usr/hadoop/"目录，并进行以下配置。

（1）配置 Hadoop 环境变量。

```
vim ~/.bashrc ，在文件中添加如下内容
export HADOOP_HOME=/usr/local/hadoop
export HADOOP_INSTALL=$HADOOP_HOME
export HADOOP_MAPRED_HOME=$HADOOP_HOME
export HADOOP_COMMON_HOME=$HADOOP_HOME
export HADOOP_HDFS_HOME=$HADOOP_HOME
export YARN_HOME=$HADOOP_HOME
export HADOOP_COMMON_LIB_NATIVE_DIR=$HADOOP_HOME/lib/native
export PATH=$PATH:$HADOOP_HOME/sbin:$HADOOP_HOME/bin
```

最后，"source ~/.bashrc"使配置变量生效。

（2）配置"conf/hadoop-env.sh"。将"JAVA_HOME"设置为安装的根目录，并添加内容如下：

```
export JAVA_HOME=/usr/java/jdk1.6.0_45
```

（3）配置"core-site.xml"，主要是关于 HDFS 的临时目录存放路径和在主节点中的端口号。

```
<configuration>
<property>
<name>fs.defaultFS</name>
<value>hdfs:// master:9000</value>
</property>
<property>
<name>hadoop.tmp.dir</name>
<value>file:/usr/local/hadoop/tmp</value>
</property>
</configuration>
```

（4）配置 hdfs-site.xml，主要设定副本的数量和名字节点、数据节点中数据的存放路径以及辅助节点的端口。

```
<configuration>
<property>
<name>dfs.namenode.secondary.http-address</name>
<value>master:50090</value>
</property>
<property>
<name>dfs.replication</name>
```

```
<value>1</value>
</property>
<property>
<name>dfs.namenode.name.dir</name>
<value>file:/usr/local/hadoop/tmp/dfs/name</value>
</property>
<property>
<name>dfs.datanode.data.dir</name>
<value>file:/usr/local/hadoop/tmp/dfs/data</value>
</property>
</configuration>
```

(5)配置"mapred-site.xml"，主要是关于 MapReduce 程序的相关设定，以及作业历史的配置。其具体如下：

```
<configuration>
<property>
<name>mapreduce.framework.name</name>
<value>yarn</value>
</property>
<property>
<name>mapreduce.jobhistory.address</name>
<value>master:10020</value>
</property>
<property>
<name>mapreduce.jobhistory.webapp.address</name>
<value>master:19888</value>
</property>
</configuration>
```

(6)配置"yarn-site.xml"，主要是关于 MapReduce 架构守护进程的文件，设置 MapReduce 的主机名等信息。

```
<configuration>
<property>
<name>yarn.resourcemanager.hostname</name>
<value>master</value>
</property>
<property>
```

```
<name>yarn.nodemanager.aux-services</name>
<value>mapreduce_shuffle</value>
</property>
</configuration>
```

经过以上步骤，基本完成 Hadoop 集群的常规配置。在本书中，需要使用 C++ 编写 MapReduce 程序，并且借助 Hadoop Streaming 进行运行，那么还需要在系统中安装 C++编译器 GCC，首先下载 "gcc-4.5.1.tar.gz"，然后使用命令解压。

```
tar zxvfv gcc-4.5.1.tar.gz
```

解压完成后使用以下命令进行安装。

```
cd gcc-4.5.1
./configure --prefix=/usr/local/gcc-4.5.1
--enable-threads=posix --disable-checking --disable-multilib
--enable-languages=c,c++,java --with-gmp=/usr/local/gmp-6.0.0
--with-mpfr=/usr/local/mpfr-3.1.5 --with-mpc=/usr/local/mpc-1.0.2
make
make install
```

安装完成后，使用 "gcc -version" 进行测试，如果能正确打印 GCC 版本信息，则表示安装成功。

补 充 文 献

S1：SNPs Results from SPCA

This file is the SNPs results from SPCA

This file includes six worksheets, PC1, PC2, PC3, PC4, PC5, PC6

PC are the uncorrelated linear combinations of original variable

	PC1	PC2	PC3	PC4	PC5	PC6
rs10046	0.165	0.000	0.000	0.000	0.000	0.000
rs10505477	0.196	0.000	0.000	0.000	0.000	0.000
rs1152579	0.000	0.000	-0.489	0.000	0.000	0.000
rs1229984	-0.324	0.000	0.000	0.000	0.000	0.000
rs1239178	-0.142	0.000	0.000	0.000	0.000	0.000
rs1255998	0.248	0.000	-0.191	0.000	0.000	0.000
rs1256030	-0.082	0.000	-0.408	0.000	0.000	0.000
rs1256049	0.246	0.000	-0.144	0.000	0.000	0.000
rs1271572	-0.033	0.000	-0.540	0.000	0.000	0.000
rs12953717	-0.037	0.000	0.000	0.000	-0.695	0.000
rs1329149	-0.086	0.000	0.000	0.000	0.000	0.612
rs1447295	-0.197	0.000	0.000	0.000	0.000	0.000
rs16901979	-0.060	0.000	0.000	0.000	0.000	0.000
rs16941669	0.000	0.250	0.000	0.000	0.000	0.000
rs17033	-0.211	0.000	0.000	0.000	0.000	0.000
rs1801132	0.163	0.000	0.000	0.000	0.000	0.000
rs2071454	-0.143	0.000	0.000	0.324	0.000	0.000
rs2075633	-0.236	0.000	0.000	0.000	0.000	0.000
rs2077647	0.016	0.000	0.000	0.831	0.000	0.000
rs2228480	-0.069	0.000	0.000	0.000	0.000	0.000

rs2249695	0.162	0.000	0.000	0.000	0.000	0.411
rs2486758	-0.106	0.000	0.000	0.000	0.000	0.000
rs3798758	-0.160	0.000	0.000	0.000	0.000	0.000
rs3820033	0.176	0.000	0.000	0.000	0.000	0.000
rs3829768	-0.060	0.000	0.000	0.000	0.000	0.000
rs4680	-0.102	0.000	0.000	0.000	0.000	0.000
rs4767939	0.000	0.553	0.000	0.000	0.000	0.000
rs4767944	0.214	0.000	0.000	0.000	0.000	0.000
rs4939827	-0.011	0.000	0.000	0.000	-0.719	0.000
rs4986938	-0.085	0.000	0.000	0.000	0.000	0.000
rs671	-0.066	0.000	0.000	0.000	0.000	0.000
rs676387	0.148	0.000	0.000	0.000	0.000	0.000
rs6905370	0.188	0.000	0.000	0.000	0.000	0.000
rs6983267	0.177	0.000	0.000	0.000	0.000	0.000
rs7296651	0.000	0.582	0.000	0.000	0.000	0.000
rs7837688	-0.215	0.000	0.000	0.000	0.000	0.000
rs8018687	-0.010	0.034	0.000	0.000	0.000	0.000
rs8192772	-0.035	0.000	0.000	0.000	0.000	0.676
rs8192775	-0.109	0.000	0.000	0.000	0.000	0.000
rs827421	0.080	0.000	0.000	0.452	0.000	0.000
rs886205	0.000	0.540	0.000	0.000	0.000	0.000
rs915908	-0.113	0.000	0.000	0.000	0.000	0.000
rs928554	-0.059	0.000	-0.497	0.000	0.000	0.000
rs9322354	0.205	0.000	0.000	0.000	0.000	0.000
rs9340799	-0.260	0.000	0.000	0.000	0.000	0.000
rs9479119	-0.175	0.000	0.000	0.000	0.000	0.000

S2: Demographic Characteristics Results from SPCA

This file is the demographic characteristics results from SPCA
This file includes six worksheets, PC1, PC2, PC3, PC4, PC5, PC6
PC are the uncorrelated linear combinations of original variable

	PC1	PC2	PC3	PC4	PC5	PC6
sex	-0.025	0.000	-0.220	0.000	0.000	0
age	-0.030	0.000	0.584	0.000	0.000	0
BMI_now_group	-0.040	0.000	0.000	-0.552	0.000	0
BMI_10_group	0.000	0.000	0.000	-0.834	0.000	0
labour	-0.141	0.000	0.000	0.000	0.454	0
activity	0.000	0.000	0.000	0.000	-0.891	0
family_size	0.000	0.000	-0.092	0.000	0.000	0
marriage	0.000	-0.003	0.526	0.000	0.000	0
emotion	0.000	-0.180	0.233	0.000	0.000	0
character	0.000	0.000	-0.122	0.000	0.000	0
mood	0.107	-0.004	0.076	0.000	0.000	0
relationship	0.044	-0.108	0.000	0.000	0.000	0
trauma	0.000	-0.674	0.000	0.000	0.000	0
depress	0.000	-0.708	0.000	0.000	0.000	0
sleeping	0.000	0.000	-0.347	0.000	0.000	0
exercise	0.046	-0.007	-0.338	0.000	0.000	0
cholesterol	0.581	0.000	0.000	0.000	0.000	0
blood_fat	0.575	0.000	0.000	0.000	0.000	0
fat_results	-0.541	0.000	0.000	0.000	0.000	0
cancer1	0.000	0.000	0.000	0.000	0.000	0
cancer2	-0.014	0.000	-0.128	0.000	0.000	0

S3：Lifestyles Results from SPCA

```
This file is the lifestyles results from SPCA
This file includes six worksheets, PC1, PC2, PC3, PC4, PC5, PC6
PC are the uncorrelated linear combinations of original variable
```

	PC1	PC2	PC3	PC4	PC5	PC6
class	0.000	0	0	-1	0	0
smoking	-0.234	0	0	0	0	1
drinking	-0.972	0	0	0	0	0

smoke_and_drink	0.000	0	1	0	0	0
tea	0.030	0	0	0	-1	0
coffee	0.000	1	0	0	0	0

S4: Foods Results from SPCA

This file is the foods results from SPCA

This file includes six worksheets, PC1, PC2, PC3, PC4, PC5, PC6

PC are the uncorrelated linear combinations of original variable

	PC1	PC2	PC3	PC4	PC5	PC6
class	0.000	0.000	0.000	-1	0	0
Grain	-0.327	0.000	0.179	0	0	0
Melons	-0.538	0.000	-0.049	0	0	0
Bean_products	-0.372	-0.165	0.000	0	0	0
Roots	-0.556	0.000	-0.021	0	0	0
Fruits	-0.021	-0.345	0.000	0	0	0
Nuts	-0.033	-0.298	-0.051	0	0	0
Vegetables	-0.390	0.000	0.124	0	0	0
Meat	-0.025	0.000	0.000	0	1	0
Eggs_and_milk	0.000	-0.614	0.000	0	0	0
Seafood	0.000	-0.357	0.000	0	0	0
Pickles	-0.024	0.000	0.000	0	0	1
Algae	0.039	-0.511	0.000	0	0	0
Oils	0.000	0.000	0.691	0	0	0
Seasoning	0.000	0.000	0.685	0	0	0